AF475787

DOCUMENTS POUR SERVIR A L'HISTOIRE

DE LA

GROSSESSE EXTRA-UTÉRINE

DOUZE OBSERVATIONS

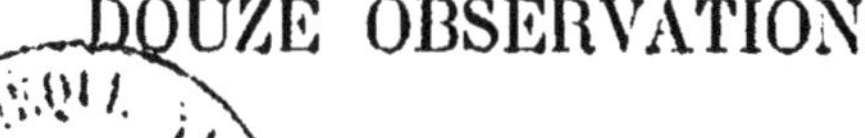

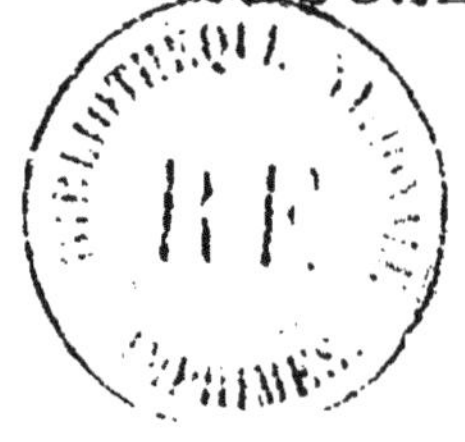

PAR

A. PINARD
Professeur de Clinique obstétricale
Membre de l'Académie de médecine

PARIS
G. STEINHEIL, ÉDITEUR
2, RUE CASIMIR-DELAVIGNE, 2

1892

DOCUMENTS POUR SERVIR A L'HISTOIRE

DE LA

GROSSESSE EXTRA-UTÉRINE

DOUZE OBSERVATIONS

PAR

A. PINARD

Professeur de Clinique obstétricale
Membre de l'Académie de médecine

PARIS

G. STEINHEIL, ÉDITEUR

2, RUE CASIMIR-DELAVIGNE, 2

1892

Pour ceux qu'intéresse l'histoire de la grossesse extra-utérine, j'ai pensé qu'il pouvait être utile de réunir les deux mémoires que j'ai publiés sur ce sujet. De cette façon, sera rendue plus facile la tâche de qui prendra la peine de lire les douze observations qui se trouvent ainsi rassemblées.

A. PINARD.

DOCUMENTS POUR SERVIR A L'HISTOIRE DE LA GROSSESSE EXTRA-UTÉRINE

Par le Dr **A. Pinard**, professeur agrégé,
Accoucheur de la Maternité de Lariboisière.

Publiés en avril 1889 in *Annales de Gynécologie*,

La grossesse extra-utérine peut présenter dans sa symptomatologie, dans son évolution, des différences assez tranchées pour lui imprimer des physionomies diverses, et assez peu connues encore à l'heure actuelle pour rendre dans certains cas le diagnostic, sinon impossible, du moins extrêmement difficile.

De même la conduite à tenir dans les cas de grossesse ectopique, le moment de l'intervention, quand cette dernière est jugée nécessaire, la méthode opératoire qu'on doit préférer, le traitement consécutif à l'opération, sont autant de points très discutés aujourd'hui, mais non encore résolus.

Pour ces raisons, j'ai pensé qu'il y avait quelque intérêt à publier la relation de trois cas dans lesquels j'eus à me poser et à résoudre ces différentes questions.

Je donne d'abord ces trois observations in extenso, car si elles ont quelques points de commun, elles présentent, d'autre part, des différences nettement accusées. J'essaierai ensuite d'en dégager les particularités les plus intéressantes, tant au point de vue des symptômes et du diagnostic, qu'au point de vue du traitement.

Obs. I. — *Grossesse extra-utérine s'étant développée jusqu'à terme. — Élytrotomie pratiquée deux mois environ après la mort du fœtus. — Guérison* (1).

Mme B..., âgée de trente et un ans, ne présentant dans ses antécédents héréditaires physiologiques et pathologiques rien de particulier à noter, a déjà eu deux grossesses suivies d'accouchements spontanés et à terme. A la suite du dernier accouchement, elle a eu une affection utérine pour laquelle elle fut soignée quelques mois en Angleterre. Puis la santé redevint bonne et la menstruation régulière.

Le 21 août 1882, Mme B... eut ses règles pour la dernière fois. Elle habitait alors Rueil.

Le 7 septembre, apparition, pour la première fois, de douleurs dans la région hypogastrique. Ces douleurs se reproduisant les jours suivants, le Dr Launay est appelé et voici les renseignements que je dois à l'obligence de notre confrère :

« Mme B... éprouve des douleurs violentes dans tout le petit bassin. Il y a un besoin constant d'aller à la garde-robe et la défécation est difficile et douloureuse. Le ventre n'est pas ballonné. Le palper ne donne aucun renseignement.

Le 13 octobre, les douleurs deviennent intolérables ; on pratique des injections de morphine. État satisfaisant jusqu'au 24. A ce moment, crise atroce. Exacerbation des symptômes. Même traitement suivi d'une période relativement calme. Dans le courant du mois de novembre, le toucher fait constater la présence d'une tumeur rétro-utérine.

Nouvelles crises pendant le mois de décembre.

Le mois de janvier fut relativement bon. Quelques douleurs pendant les mois de février et de mars.

A ce moment, Mme B... quitte Rueil pour aller habiter Colombes. »

Au mois de mai, le Dr Tachard, de Colombes, fut appelé près d'elle pour la première fois.

Voici le résumé de l'observation que le Dr Tachard a bien voulu me transmettre :

---

(1) Observation lue à l'Académie de médecine, le 19 février 1884, et publiée dans la thèse d'agrégation du Dr Maygrier.

« Appelé au commencement du mois de mai près de Mme B..., je fus frappé de la forme irrégulière du ventre ; assez aplati au niveau du flanc gauche, il présentait, au contraire, une tuméfaction considérable à droite. Le palper me fit reconnaître nettement la présence de la tête en haut et à droite. L'examen était douloureux, je n'insistai pas. Le toucher, très douloureux également, ne fut pratiqué qu'imparfaitement et ne me permit d'atteindre ni le col ni aucune partie fœtale. L'auscultation ne donne que des résultats négatifs. Pendant la durée de mon examen, je ne pus sentir aucun mouvement actif du fœtus, bien que Mme B... affirmât sentir les mouvements de son enfant, aussi bien, sinon mieux, que dans ses grossesses antérieures. Depuis le mois d'octobre, Mme B... était obligée de rester couchée, soit dans son lit, soit sur une chaise longue ; tout mouvement lui était pénible.

Le 20 mai, je fus de nouveau appelé près de Mme B... que je trouvai en proie à des douleurs absolument semblables à celles du début d'un accouchement normal. Les douleurs revenaient environ toutes les dix minutes. La forme du ventre n'avait pas changé. En pratiquant le toucher, je trouvai le col tout à fait en avant et en haut, en rapport avec le bord supérieur de la symphyse. Il avait la forme et la consistance d'un col utérin non gravide.

Je soupçonnai alors l'existence d'une grossesse extra-utérine.

Les douleurs persistèrent toute la nuit. Le lendemain tout rentra dans l'ordre. Les douleurs ayant cessé et le soupçon d'une grossesse extra-utérine n'ayant fait que traverser mon esprit, je crus que Mme B... n'était pas encore à terme. Trois jours après les seins deviennent durs et une sécrétion laiteuse spontanée s'établit pendant quelques jours.

A partir de ce moment, l'état général devint meilleur. Mme B... se leva et put, sans souffrance, faire quelques promenades dans son jardin.

Le 20 juin, apparition de quelques tranchées utérines avec perte de sang peu abondante. Je l'examinai alors avec grand soin, et de mon examen il résulta que Mme B... avait une grossesse extra-utérine.

C'est alors que je voulus prendre l'avis du Dr Pinard. »

Je vis Mme B... à Colombes pour la première fois le 4 juillet. Cette dame, à mon arrivée se promenait dans son jardin.

Voici quel fut le résultat de mon examen :

État général assez bon. — Cependant, me dit elle, j'ai considérablement maigri. Les fonctions sont régulières. Le ventre est volumineux et on voit se dessiner à travers la paroi abdominale assez mince une grosse tumeur qui remplit la fosse iliaque gauche et l'hypogastre, arrive sur la ligne médiane au niveau de l'ombilic et s'élève jusqu'à l'hypochondre. L'on voit également au niveau de l'hypogastre et de la fosse iliaque droite une petite tumeur paraissant avoir 8 à 10 centimètres de hauteur, et semblant repoussée en avant par la grosse tumeur qui remplit la cavité abdominale ou implantée sur sa paroi antérieure.

La percussion fait percevoir une matité absolue dans toutes les régions occupées par les tumeurs.

La palpation fait éprouver deux sensations importantes :

1° Dans l'hypochondre droit, une crépitation osseuse bien nette, absolument semblable à celle produite par le chevauchement des os d'une tête de fœtus mort depuis un certain temps ;

2° Au niveau de la petite tumeur, une sensation de durcissement. La consistance devient ligneuse à un moment donné. Manifestement, elle est le siège d'une contraction énergique.

Pendant toute la durée de l'examen, la grosse tumeur ne présenta aucune variation dans sa consistance.

L'auscultation ne donna absolument rien.

Le toucher me fit percevoir la présence d'une tumeur résistante remplissant toute l'excavation. En déprimant les parois de cette tumeur, l'on sent des parties résistantes et irrégulières. Le cul-de-sac postérieur du vagin n'existe plus. Le cul-de-sac antérieur, au contraire, est très profond, tellement profond que le doigt porté aussi haut que possible ne peut en atteindre le fond.

Portant le doigt entre la face postérieure de la symphyse et la tumeur, on arrive à droite très facilement sur le col. En abaissant avec la main la petite tumeur qui tout à l'heure s'était contractée, on abaisse un peu le col, mais pas assez pour le contourner et explorer l'état des orifices. Faisant mettre Mme B... sur les genoux et sur les coudes, et pratiquant le toucher, nous n'obtenons pas d'autre renseignement.

En présence de ces constatations, m'appuyant sur les renseignements fournis par Mme B... et le Dr Tachard, et bien que je n'eusse pu pratiquer le cathétérisme utérin, je diagnostiquai une grossesse extra-utérine, variété abdominale, avec un fœtus s'étant développé jusqu'à terme et étant mort au moment où le faux travail s'était déclaré, c'est-à-dire depuis cinq à six semaines environ.

Après avoir prévenu l'entourage,et en l'absence de toute menace d'accident, nous fûmes d'avis, le Dr Tachard et moi, de nous en tenir à l'expectation. Quelques jours plus tard, la situation changea. Des douleurs abdominales forcèrent Mme B... à reprendre le lit. L'appétit disparut. L'amaigrissement fit des progrès rapides. La défécation et la miction devinrent difficiles, pénibles. Je priai alors mon excellent maître M. Tarnier de vouloir bien s'adjoindre à nous et de venir voir Mme B..., ce qu'il fit le 15 juillet. Après avoir pratiqué le palper, l'auscultation, le toucher vaginal et rectal, M. Tarnier confirma de tous points le diagnostic en nous engageant cependant à faire tout notre possible pour pratiquer le cathétérisme utérin. Quand au traitement, il fut convenu que si les accidents persistaient et s'aggravaient encore, il faudrait procéder à une opération.

Je dois signaler ici un fait important que je n'ai vu mentionner dans aucune des nombreuses observations de grossesse extra-utérine que j'ai pu lire. Entre ma première visite et ma seconde, c'est-à-dire du 4 au 15 juillet, le kyste fœtal avait considérablement augmenté de volume. Les parois étaient plus tendues. Il y avait manifestement une accumulation progressive du liquide.

Le 18 juillet, je tentai de pratiquer le cathétérisme utérin. En raison de l'attitude du col et de la difficulté que j'éprouvai à passer un doigt entre le kyste fœtal et la face postérieure de la symphyse, je ne puis y réussir. Le cathétérisme vésical, quoique difficile, put être pratiqué et démontra que la vessie avait subi le même déplacement que l'utérus et était inclinée à droite. Depuis deux jours, l'urine s'écoulait continuellement et goutte à goutte. L'état général était de plus en plus mauvais. La face était grippée. Il y avait des sueurs profuses. Le pouls était à 120. La tension du kyste devenait de plus en plus considérable. Nous crûmes trouver dans tous ces symptômes et dans la crainte d'une rupture intra abdominale du kyste fœtal l'indication d'une intervention. L'opération fut résolue.

M. Tarnier voulut m'en laisser les bénéfices tout en me prodiguant ses conseils, et en me faisant l'honneur de m'assister.

Le 21 juillet, à quatre heures, en présence et avec l'aide de MM. Tarnier, Tachard, Guérin, Champetier de Ribes, Boissard,

Mme B... ayant été chloroformée, je pratiquai, d'après les conseils de M. Tarnier, l'élytrotomie. Une première incision vaginale étant faite en un point où je n'avait pas perçu de pulsation, il s'écoula une assez grande quantité de liquide séro-sanguinolent n'ayant aucune odeur. J'introduisis alors le doigt dans cette ouverture et j'appréciai, avant d'arriver dans le kyste, l'épaisseur peu considérable de la paroi vaginale et l'épaisseur bien plus marquée de la paroi kystique, puis j'arrivai sur les pieds du fœtus. J'agrandis alors l'orifice que je venais d'ouvrir, en pratiquant de petites incisions dirigées dans tous les sens à l'aide d'un bistouri courbe et boutonné. Puis j'opérai la dilatation à l'aide des doigts introduits en cône. Ce fut le temps le plus long de l'opération, mais j'ajoute que cette lenteur fut voulue.

Bientôt ma main entière put pénétrer. Je saisis un pied et l'amenai à la vulve et, à l'aide de tractions lentes et soutenues, j'engageai le siège et le tronc, je dégageai successivement les deux bras, puis enfin la tête. Je n'eus pas plus de difficulté que dans un accouchement par le siège chez une primipare.

L'enfant macéré était volumineux. Malheureusement il ne fut pas pesé. Il s'était certainement développé jusqu'à terme.

Le cordon étant coupé, je réintroduisis ma main dans le kyste et trouvai le placenta adhérent sur la face postéro-supérieure du kyste : je priai M. Tarnier de faire la même constatation. Il trouva, comme moi, le placenta trop adhérent pour essayer de l'enlever. Le kyste fut complètement irrigué avec une solution de sublimé à 2 p. 1000. Le cordon fut coupé au niveau de la vulve. Des tampons de ouate phéniquée furent appliqués sur la vulve, un bandage compressif fut posé sur le ventre et des injections furent faites dans le kyste toutes les deux heures, nuit et jour, avec de la solution au sublimé. Il n'y eut pas trace d'hémorrhagie.

Le placenta se détacha le 8 août : il fut expulsé en deux parties, l'une le 8 et l'autre le 9 août. La température oscilla entre 37°,5 et 38°,5 et atteignit un seul jour 39°, la veille du décollement placentaire.

Un mois après l'opération, Mme B... se levait, la guérison était complète. Quatre mois après, il ne restait plus aucune trace du kyste fœtal dans l'abdomen. L'utérus a repris sa place et ses fonctions ; une cicatrice vaginale d'aspect rougeâtre, siégeant au cul-de-sac postérieur, est le seul vestige de cette grossesse.

Je résume les points les plus intéressants de cette observation.

Au point de vue des symptômes, elle montre que les premières manifestations pathologiques, consistant en troubles fonctionnels (miction et défécation), phénomènes douloureux, firent leur apparition presque aussitôt après le début de la grossesse, et se montrèrent avec plus ou moins d'intensité pendant les quatre premiers mois.

Puis une accalmie relative survint, et bien que tout mouvement fût assez pénible pour forcer Mme B... à rester soit au lit, soit sur une chaise longue, les accidents s'amendèrent pendant les cinq mois qui suivirent.

Il y eut absence complète d'écoulement sanguin, et par conséquent pas d'expulsion de caduque du 21 août au 20 juin, c'est-à-dire pendant dix mois.

Le diagnostic fut relativement facile, étant donnée l'époque à laquelle je fus appelé.

Les renseignements fournis par mes confrères, les Drs Delaunay et Tachard, les symptômes observés : délimitation d'une tumeur abdominale irrégulière et immobile, contenant des parties liquides et solides, sensation manifeste de crépitation osseuse, me mirent immédiatement sur la voie du diagnostic.

La constatation par le palper et le toucher combinés de la présence de l'utérus (tumeur se contractant) situé en avant de la tumeur et derrière la symphyse, me permirent d'être affirmatif, bien que je n'eusse pas pratiqué le cathétérisme utérin digital.

Cette exploration ne put du reste être pratiquée plus tard, en raison de la situation de l'utérus en arrière et en haut de la symphyse.

Un faux travail se déclara neuf mois après la dernière apparition des règles et fut assez net pour faire croire que l'accouchement allait s'effectuer. Les douleurs revenant toutes les dix minutes durèrent douze heures environ, puis cessèrent.

Il est probable que l'enfant mourut à ce moment, car trois jours après il y eut une fluxion mammaire.

Un mois après, retour des règles ; nouvelles douleurs, augmentation de tension du kyste.

Nouveaux accidents à l'époque des règles au mois de juillet, ayant décidé l'intervention.

Je reporte la discussion du traitement à la fin des deux observations suivantes.

Obs. II. — *Grossesse extra-utérine s'étant développée jusqu'à terme. — Laparotomie pratiquée un mois environ après la mort du fœtus. — Guérison* (1).

La nommée V..., âgée de 38 ans, entrée dans mon service à la Maternité de Lariboisière, le 6 juin 1888, présente les antécédents suivants :

Première grossesse normale à 18 ans. Depuis cette époque, c'est-à-dire depuis vingt ans, aucune autre grossesse. A part quelques indispositions, bonne santé générale.

Les règles qui jusque-là avaient été régulières, se montrèrent pour la dernière fois le 20 août 1887. Cette suppression non plus que l'apparition de quelques phénomènes sympathiques de la grossesse, n'attirèrent nullement l'attention de cette femme qui se croyait arrivée à l'époque de la ménopause.

Dans le courant du mois de janvier elle fut prise subitement de violentes douleurs abdominales et lombaires, perdit connaissance et prit le lit, qu'elle n'a pas quitté depuis.

Quelques jours après le début de ces accidents, elle eut une légère hémorrhagie utérine, rendit une certaine quantité de caillots et expulsa une membrane assez épaisse. En même temps elle présenta quelques phénomènes qui firent penser à une péritonite : frissons, fièvre, vomissements, etc., qui ne tardèrent pas d'ailleurs à se calmer.

Mais le ventre continua à se développer, les seins augmentèrent de volume.

En février et mars, à l'époque correspondante à celle des règles, cette femme perdit quelques gouttes de sang.

(1) Observation communiquée à l'Académie de médecine le 12 mars 1889.

Dans le courant du mois d'avril, voulant faire un effort pour se lever, elle ressentit une douleur violente dans les reins et eut une syncope. Ayant repris connaissance, elle crut percevoir des mouvements dans la cavité abdominale.

Je la vis alors pour la première fois le 16 avril, appelé par le Dr Ivanichevitch.

Je constatai l'existence d'une tumeur abdominale volumineuse, immobile, étendue transversalement et occupant toute la région hypogastrique. Explorant cette tumeur par le palper, je perçus d'abord nettement un ballottement fœtal, puis je pus me rendre compte de l'attitude du fœtus dont la tête était à gauche, le siège et les petites extrémités à droite.

L'auscultation démontra l'existence des bruits du cœur fœtal dont le foyer maximum siégeait à deux centimètres au-dessous de l'ombilic. Le toucher me fit reconnaître que l'excavation était remplie par une tumeur, et que le col ramolli était repoussé en arrière et en haut avoisinant l'angle sacro-vertébral. Il me fut impossible à ce moment de distinguer si le col était en relation de continuité ou de contiguïté avec la tumeur.

Si le diagnostic de l'existence de la grossesse était facile, le diagnostic et la nature de cette grossesse l'était beaucoup moins.

Cette grossesse, accompagnée des symptômes précédemment décrits, était assurément pathologique, mais pourquoi ?

La physionomie des symptômes observés chez cette femme : douleurs abdominales subites et perte de connaissance trois mois après une suppression de règles, expulsion de caillots, probablement d'une caduque, accidents péritonitiques, puis consécutivement, légère hémorrhagie à chaque époque des règles, etc. me firent penser à l'existence d'une grossesse extra-utérine, les signes perçus par le palper : immobilité de la tumeur et irrégularités de cette dernière, semblaient confirmer ce diagnostic ; mais le toucher, en me démontrant que le col offrant les caractères du col gravide était repoussé en arrière, et ne me permettant pas de reconnaître si le col était distinct ou faisait partie constituante de la tumeur de l'excavation, et si cette dernière était formée par le segment inférieur de l'utérus, ou par un kyste fœtal, me fit rester dans le doute, et je me contentai de recommander de surveiller avec grand soin cette femme.

La grossesse continua à évoluer, quand le 20 mai se montrèrent des douleurs absolument semblables à celles du travail normal de l'accouchement. D'abord légères et irrégulières, ces douleurs apparurent ensuite régulièrement toutes les 5 minutes et devinrent très intenses. Cet état dura trois jours. Pendant ce temps les mouvements du fœtus furent très accusés et même violents, puis ils disparurent le 29 mai. Il n'y eut pendant cette période aucun écoulement vaginal.

Appelé à ce moment, je constatai la mort du fœtus; et en raison de ce qui s'était passé les jours précédents, bien que je n'eusse pu pratiquer au second examen le cathétérisme utérin digital, le diagnostic de grossesse extra-utérine étant plus que probable, je fis comprendre à cette femme qu'elle n'accoucherait pas sans secours, et je la décidai à entrer à la Maternité de Lariboisière où elle vint, comme je l'ai dit, le 6 juin.

A ce moment son état général est peu satisfaisant : elle est pâle, amaigrie et ne peut se tenir debout. Le pouls est à 120 et la température à 38°,2. La miction est douloureuse. Les urines contiennent une notable quantité d'albumine.

Le lendemain 7 juin, cette femme ayant été anesthésiée, je pratiquai l'examen minutieux du ventre. Je constate dans l'abdomen, ainsi que je l'avais fait lors de mon premier examen, l'existence d'une tumeur ovoïde, mate, tendue et immobile dont le grand axe horizontal, étendu d'une épine iliaque à l'autre en passant par l'ombilic, mesure 52 cent. et dont le petit axe vertical, allant de la symphyse à 7 cent. au-dessus de l'ombilic, mesure 30 cent.

Je reconnais que l'attitude du fœtus n'a pas changé, la tête est à gauche et le corps à droite. Je retrouve également sur la région antéro-latérale droite de la paroi abdominale une sorte de tuméfaction de 15 cent. environ de diamètre, au niveau de laquelle existe un frémissement assez intense, une sorte de thrill perceptible à la main, que j'avais déjà constaté en examinant la malade chez elle, et dont celle-ci se plaignait d'ailleurs à cause de l'existence d'une douleur constante à ce niveau et d'une sensation permanente de bouillonnement.

L'auscultation absolument muette au sujet des bruits du cœur fœtal, démontre à ce niveau l'existence d'un souffle intense à renforcement qu'on ne retrouve nulle part ailleurs.

Le frémissement et le souffle ont leur maximum d'intensité au centre de cette zone tuméfiée décrite plus haut, et vont l'un et l'autre en s'affaiblissant vers la périphérie de cette zone. Pour ces raisons je pensai que le placenta était inséré à ce niveau.

Le toucher vaginal et le cathétérisme vésical permettent de constater que la vessie est interposée dans sa totalité entre le vagin et le kyste fœtal, et qu'il sera impossible de se frayer une voie en arrière, c'est-à-dire de pratiquer l'élytrotomie si une intervention est jugée nécessaire ; que le kyste fœtal en plongeant dans l'excavation a repoussé l'utérus fortement en arrière, que le col ramolli et entr'ouvert est toujours en rapport avec l'angle sacro-vertébral.

Introduisant la main entière dans le vagin, dans le but de pratiquer le cathétérisme utérin digital, je pus introduire facilement l'index dans l'utérus et constater que la cavité utérine était vide.

Désireux de voir l'état général de cette femme s'améliorer, espérant faire disparaître l'albuminerie et voulant surtout n'intervenir qu'après l'arrêt de la circulation placentaire, je résolus d'attendre et soumis la malade au régime lacté.

Du 7 au 20 juin l'état général s'aggrava, mais l'albuminurie disparut à peu près entièrement. Le souffle et le frémissement diminuèrent progressivement et ne furent plus perçus le 19. Par contre la tension du kyste devint de plus en plus considérable.

En présence, d'un côté, de l'amaigrissement constant, de l'élévation de la température, des troubles de plus en plus accusés de la miction, de l'absence de sommeil ; d'un autre côté, ayant constaté la disparition de l'albuminurie et du souffle et frémissement placentaires ; enfin craignant la rupture spontanée du kyste en raison de son augmentation constante, progressive, je résolus d'intervenir et je pratiquai la laparotomie le 23 juin, à 6 h. du matin.

Je pratiquai sur la ligne médiane de l'abdomen une incision de 17 centim. Je découvris le kyste fœtal dont je trouvai la face antérieure recouverte de fausses membranes récentes. Les adhérences du kyste au péritoine étaient solides à la partie inférieure, mais à peine accusées aux parties moyenne et supérieure.

Je pratiquai immédiatement l'isolement du péritoine en suturant le kyste à la paroi abdominale au moyen d'une vingtaine de points à l'aide de la soie phéniquée.

En palpant alors la surface accessible du kyste, reconnaissant que le placenta est inséré à droite et voulant l'intéresser le moins possible, je résolus de pratiquer l'ouverture du kyste au moyen d'une incision faite à 1 cent. à gauche de la ligne médiane. Cette incision pratiquée et mesurant toute la hauteur de la plaie abdominale, il s'écoule une certaine quantité de liquide brunâtre sans odeur ; introduisant alors la main droite, j'allai chercher un pied et, par des tractions lentes, je pus extraire facilement le fœtus. Ce dernier très macéré, mais entier, mesure 46 centim. et pèse 2,300.

Introduisant à nouveau ma main dans le kyste, je constate que le placenta est inséré sur la paroi antérieure de l'abdomen, exactement au point où avaient été perçus la tuméfaction, le frémissement et le souffle.

Après avoir sectionné le cordon au niveau de son insertion placentaire, je suturai la moitié supérieure de la plaie abdominale ; je plaçai à la partie inférieure deux gros tubes au moyen desquels je lavai la cavité kystique avec une solution aqueuse et saturée de naphtol.

Ces lavages au naphtol furent pratiqués deux fois par jour pendant cinq jours. Puis la température, qui depuis l'opération était revenue à la normale, s'étant levée à 39°, au moment où le placenta commençait à se détacher, je pratiquai l'irrigation continue avec le même liquide pendant 48 heures. La température s'étant alors abaissée, je revins aux lavages biquotidiens.

Les membranes commencèrent à s'éliminer le 3e jour après l'ouverture du kyste. Le placenta ne commença à se détacher que le 6e jour et son élimination ne fut complète que le 7 juillet, c'est-à-dire le 17e jour. A ce propos, je ferai remarquer qu'à deux reprises, le 7e et le 11e jour, de légères tractions ayant été faites sur le placenta, dans le but de hâter son décollement, déterminèrent des hémorrhagies assez sérieuses. Aussitôt après l'élimination du placenta les parois du kyste revinrent rapidement sur elles-mêmes, la plaie bourgeonna et se cicatrisa rapidement.

Je ne parlerai pas de la physionomie de cette grossesse ectopique qui au point de vue des symptômes, on peut dire classiques tels que : expulsion de la caduque au 3e mois, phénomènes péritonitiques, faux travail à terme, fut celle qu'on observe le plus communément.

Mais je ferai remarquer :

1° La présence en un point de la paroi abdominale, en rapport avec l'insertion placentaire, d'un frémissement et d'un souffle très facilement perçus, qui ont duré autant que la circulation inter-kysto-placentaire, et dont la disparition a été pour moi une indication de l'intervention.

2° La situation de l'utérus repoussé en arrière et en haut, alors que le plus souvent on le trouve en avant.

3° La présence de la vessie, tapissant, doublant toute la partie inférieure du kyste et empêchant de pratiquer l'élytrotomie, c'est-à-dire l'ouverture du kyste à ce niveau.

4° La tension des parois du kyste fœtal qui augmenta progressivement après la mort du fœtus, fait en opposition avec ce qu'on observe dans les cas de grossesse utérine où, le fœtus étant mort et retenu un certain temps, la tension des parois utérines diminue progressivement.

J'avais déjà constaté ce fait dans l'observation précédente.

Obs. III. — *Grossesse extra-utérine ayant évolué jusqu'à terme. — Laparotomie pratiquée deux mois et demi environ après la mort du fœtus. — Guérison* (1).

La nommée D..., âgée de 23 ans, entre dans mon service pour y accoucher le 15 décembre 1888. Cette femme présente les antécédents suivants : Première grossesse il y a six ans, suivie d'un accouchement à terme et spontané. Depuis cette époque, bonne santé générale. Dernières règles au commencement du mois de mars 1888. Cette grossesse évolue d'une façon à peu près normale.

Sauf des douleurs lombaires qui obligèrent cette femme à rester étendue pendant environ six semaines, rien de particulier n'attira l'attention.

Au commencement d'octobre, elle alla consulter à la Maternité où on lui dit, après examen, qu'elle était enceinte de six mois 1/2 environ et que son enfant était vivant. Elle rentra chez elle et reprit ses occupations. Bien que continuant à travailler, son état général devint mauvais en même temps que devinrent plus intenses ses douleurs abdominales et lombaires.

Éprouvant des douleurs plus vives le 15 décembre, perdant un peu de sang et pensant être à terme, elle vint à la Maternité de Lariboisière, se croyant en travail.

A son arrivée dans la nuit, on constata l'absence de pulsa-

(1) Observation résumée lue à l'Académie de médecine le 12 mars 1889.

tions fœtales et de toutes modifications du col, et on me la présenta le lendemain matin comme une femme ayant un enfant mort et qui n'était pas en travail.

L'examinant alors, je constatai que son ventre était développé régulièrement comme chez une femme à terme, et que la paroi abdominale était tendue et résistante. Malgré cette tension, je pus par le palper percevoir le pôle fœtal supérieur dans le flanc gauche, et sentir nettement la crépitation produite par le chevauchement des os crâniens les uns sur les autres. L'auscultation ne me fit entendre ni pulsation fœtale ni souffle maternel.

Le toucher me fit reconnaître que le col était dur et l'orifice externe à peine entr'ouvert. Je perçus immédiatement, au-dessus et à droite, une petite tumeur de la grosseur d'un gros œuf que je crus être une partie fœtale. En raison de ces constatations, je fis tout d'abord le diagnostic de rétention prolongée du fœtus mort dans la cavité utérine, tout en faisant remarquer à mes élèves combien il était insolite de constater, avec une macération aussi prononcée, une tension aussi considérable de la paroi utérine : fait, leur disais-je, qui ne se rencontre que dans les cas de kyste fœtal.

L'examen de chaque jour et les symptômes observés consécutivement, en particulier l'immobilité de la tumeur abdominale, firent pénétrer de plus en plus dans mon esprit l'idée de l'existence d'une grossesse extra-utérine.

L'écoulement sanguin dura plusieurs jours puis disparut. Les douleurs étaient peu accusées.

Du 25 décembre au 11 janvier la tension parut moindre et la circonférence abdominale diminua de 9 centimètres.

L'état général devenait de plus en plus mauvais.

Le 16 janvier, cette femme rendit des urines sanguinolentes en même temps qu'en tous les points du corps où s'exerçait la moindre pression apparurent de larges plaques ecchymotiques.

Sous l'influence des inhalations d'oxygène les urines redevinrent normales et le purpura disparut. La température revint à la normale, mais le pouls resta accéléré, 130 en moyenne. Mais à partir du 23 janvier, le volume du ventre augmenta, la circonférence abdominale maxima mesurait 10 centimètres de plus que le 16 janvier.

Le col n'offrait toujours aucune modification, mais l'écoulement sanguin reparut.

En présence de ces symptômes, et avant d'essayer de pratiquer le cathétérisme utérin digital, je priai M. Tarnier de venir examiner cette femme. Après un examen minutieux pratiqué le 3 février, mon Maître émit la même opinion que moi et me conseilla, pour affirmer notre diagnostic, de pratiquer le cathétérisme utérin digital.

Deux jours après j'essayai mais en vain de faire pénétrer le doigt dans l'utérus. J'introduisis dans le col un cône d'éponge préparée et antiseptique, et le lendemain je renouvelai mes tentatives, mais je ne fus pas plus heureux. La cavité cervicale était bien dilatée, mais le doigt rencontrait un obstacle au niveau de l'orifice interne. Le corps de l'utérus était absolument fléchi sur le col. Avec une sonde molle je pus pénétrer à une profondeur de 8 à 9 cent. et cela à plusieurs reprises. Le diagnostic s'affirmait donc.

Mais l'état général devenait inquiétant. Le 8 février, la température qui depuis quelques jours oscillait entre 38° et 38°,6, monta brusquement à 40°. En présence de ces symptômes, je ne crus pas devoir attendre plus longtemps, et je pratiquai l'opération le lendemain 9 février, à 8 heures du matin.

Sachant que la vessie et l'utérus tapissaient la face inférieure du kyste, je résolus de pratiquer la laparotomie.

J'incisai la paroi abdominale dans une étendue de 16 centim. ; je découvris le kyste et suturai les parois aux lèvres de la plaie abdominale, à l'aide de 10 points de fils de soie.

J'incisai la paroi du kyste. Le placenta était inséré à ce niveau et mesurait 8 centim. d'épaisseur. Il s'écoula environ un litre de liquide couleur chocolat.

J'introduisis alors la main droite, j'allai chercher un pied et fis l'extraction d'un fœtus très macéré mais entier, pesant 2300 gr. et mesurant 48 centim.

Je lavai la poche avec la solution de naphtol ; je sectionnai le cordon à son insertion placentaire, je suturai la partie supérieure de la plaie abdominale, je plaçai deux gros drains à la partie inférieure et achevai le pansement. Chaque jour on pratiqua deux lavages au naphtol. La température baissa progressivement les jours suivants, et le 6e jour, c'est-à-dire le 15 février, elle était à 37°,2 le matin, et à 37°,4 le soir.

Elle remonta le soir du 19 février à 39°, mais ce jour-là le placenta fut éliminé en grande partie.

A partir de ce moment l'état général s'améliora rapidement.

Le 20 mars cette femme se levait. Les parois du kyste étaient à peu près complètement résorbées.

Les points remarquables de cette observation me paraissent être les suivants :

L'évolution silencieuse de cette grossesse ectopique dont la physionomie a été sensiblement la même que celle d'une grossesse utérine. En effet aucun accident n'attire l'attention de cette femme. Il n'y a ni expulsion de caduque, ni réaction bien apparente du côté du péritoine. Bien plus, cette femme va à la Maternité étant enceinte de 6 mois ; la sage-femme en chef, Mme Henry, dont l'expérience et l'habileté sont bien connues, l'examine elle-même et dicte le bulletin suivant : « grossesse de 6 mois et demi environ. Enfant vivant. Présentation du siège ou fibrome ? » Sauf ce point, on ne constate rien d'anormal et on ne retient pas cette femme, qui retourne chez elle, continue à vaquer à ses occupations, arrive dans mon service croyant accoucher normalement, et m'est présentée simplement comme une femme enceinte dont l'enfant est mort.

Ces faits feront comprendre mon hésitation, et si l'on joint à cela la difficulté que je rencontrai pour pénétrer dans l'utérns, on pourra se rendre compte de la difficulté du diagnostic.

J'aborde maintenant la question du traitement.

Une grossesse extra-utérine, ayant évolué à peu près jusqu'à terme, étant reconnue, le fœtus étant mort, que doit-on faire ?

Il n'est personne aujourd'hui, je pense, qui puisse conseiller l'expectation indéfinie, comptant sur la transformation du kyste fœtal et de son contenu en lithopédion. L'on sait en effet combien cette transformation a été rarement observée dans les cas où le fœtus s'est développé à peu près jusqu'à terme, et combien au contraire les accidents observés pendant la rétention du fœtus mort sont fréquents.

Sans parler même des cas de suppuration ou de rupture du kyste fœtal, l'on ne dott pas oublier que le plus souvent la présence du kyste fœtal mort suffit pour altérer gravement la santé des femmes.

Nos trois observations suffiraient pour en donner la preuve si cela était encore nécessaire. Chez aucune de nos femmes le kyste n'avait suppuré ; le contenu liquide et le fœtus ne présentaient aucune trace apparente de putréfaction, et cependant toutes les trois présentaient un état général des plus mauvais : amaigrissement, purpura, élévation de la température, pouls fréquent, etc. A ce propos je ferai remarquer que chez toutes le pouls a présenté une fréquence constante et non en rapport avec la température.

L'intervention étant résolue, à quel moment doit-on intervenir ?

La pluralité des auteurs conseillent de ne pas attendre l'explosion des accidents causés par la suppuration ; je ne discuterai donc pas ce point, me ralliant complètement à cette manière de faire.

Mais doit-on opérer aussitôt après la mort du fœtus ? Ici les opinions sont partagées. Cependant je drois, avec Kaltenbach, Fraenkel, Litzmann, Werth et Maygrier, qu'à moins d'indications spéciales, il ne faut pas opérer immédiatement après la mort du fœtus.

Dans les cas où l'incision porterait sur l'insertion placentaire, comme cela m'est arrivé dans les observations II et III, une hémorrhagie grave pourrait être à redouter.

D'après ce que j'ai pu constater chez une de mes opérées, observation II, la circulation inter-kysto-placentaire semble disparaître vers la sixième semaine.

Effectivement chez cette femme, le souffle et le frémissement perçus au niveau du placenta disparurent à cette époque.

Je crois donc que six semaines environ après la mort du fœtus, les dangers de l'hémorrhagie causée par l'incision du placenta ne sont plus à redouter.

Le moment de l'intervention étant fixé, comment doit-

on intervenir? Doit-on toujours pratiquer la laparotomie; doit-on, dans certains cas pratiquer l'élytrotomie?

Mon collègue Maygrier s'est déjà prononcé sur ce point; dans sa thèse d'agrégation. Comme lui, je pense que l'élytrotomie devra être préférée dans tous les cas où le kyste fœtal plonge profondément dans l'excavation, la vessie et l'utérus ayant été déplacés latéralement. et le placenta n'étant pas inséré à la partie inférieure du kyste.

Ces conditions, je les ai rencontrées dans ma première observation. Le kyste remplissait l'excavation, l'utérus était dévié à droite et la vessie rejetée tout à fait à gauche.

Le toucher m'avait permis de constater que le placenta n'était pas inséré en bas, et qu'entre la pulpe de mon doigt et les parties fœtales il n'y avait que l'épaisseur de la paroi du kyste.

J'étais donc certain que mon incision n'intéresserait ni l'utérus, ni la vessie, ni le placenta.

Je préférai cans ce cas l'élytrotomie à la laparatomie, pensant que l'écoulement du liquide se ferait beaucoup plus facilement.

Je persiste à croire bonne cette manière de faire, car l'irrigation continue du kyste, si elle était nécessaire, est bien plus facile à pratiquer après l'élytrotomie qu'après la laparotomie.

Dans les cas où les conditions que je viens d'énumérer ne se rencontrent pas, il faut pratiquer la laparotomie. C'est ce que j'ai fait dans les observations II et III.

Mais la laparotomie étant faite, doit-on chercher à enlever tout le kyste comme si l'on avait affaire à un kyste de l'ovaire, ou doit-on se contenter d'inciser le kyste fœtal, d'extraire le fœtus et attendre l'élimination du placenta?

D'après les observations publiées, je pense qu'il est préférable de ne pas enlever le kyste. Enlever tout le kyste est peut-être plus chirurgical, mais c'est moins prudent.

L'on ne sait jamais à l'avance quelles sont les adhérences,

et les difficultés que l'on pourra rencontrer pendant l'opération.

Les hémorrhagies sont à redouter, les lésions de l'intestin et de la vessie également.

Aussi je crois qu'il est plus sage, à moins d'être certain qu'il y a peu ou point d'adhérences : 1° d'inciser la paroi abdominale ; 2° le kyste étant à nu, de suturer ses parois aux bords de la plaie abdominale en circonscrivant un espace elliptique, puis d'ouvrir le kyste et d'extraire le fœtus.

Il me reste à discuter maintenant le *traitement consécutif.*

Le fœtus étant extrait, il reste une large cavité tapissée en un point par le placenta généralement très développé surtout en épaisseur. J'ai trouvé cette dernière de sept à huit centimètres dans deux de mes observations.

Je pense qu'il ne faut pas songer à décoller le placenta lorsqu'il est encore adhérent. Lorsque la mort du fœtus remonte à une date fort éloignée, on peut trouver le placenta décollé soit partiellement, soit entièrement. Les conditions sont alors bien différentes ; on peut essayer doucement et lentement d'achever le décollement effectué en partie, en ayant bien soin de s'arrêter immédiatement si la moindre hémorrhagie se produit.

Quand au contraire on opère quelques mois seulement après la mort du fœtus, je crois que toute tentative faite dans le but de décoller le placenta est dangereuse et doit être rejetée.

L'on doit attendre l'élimination spontanée de cet organe, et cette élimination se fait généralement, d'après les observations publiées et d'après ce que j'ai pu constater chez mes trois opérées, du 10e au 20e jour.

Il faut donc pendant cette période empêcher la putréfaction et s'opposer autant que possible à la résorption des produits septiques.

Lorsque l'élytrotomie a été pratiquée, il suffit pour cela, le cordon ayant été sectionné à son insertion placentaire, de pratiquer l'irrigation continue ou fréquemment intermittente avec un liquide antiseptique. C'est ce que je fis dans l'observation I avec un plein succès.

Après la laparotomie, l'irrigation continue serait difficile à pratiquer. De plus tous les liquides antiseptiques ne pourraient être employés indifféremment sans danger.

On peut, ainsi que cela se fait assez généralement en Allemagne, bourrer la cavité kystique avec de la gaze ou de l'ouate iodoformée. Je n'ai pas adopté cette manière de faire, car je pense que la présence de la gaze iodoformée empêche le retrait et l'accollement des parois kystiques.

Voici résumé, aussi brièvement que possible, le traitement consécutif auquel je m'arrêtai et qui fut employé dans les observations II et III.

Après avoir sectionné le cordon à son insertion placentaire, je lavai largement toute la cavité kystique avec une solution chaude aqueuse saturée de naphtol b., puis l'incision abdominale fut suturée à sa partie supérieure, de façon à ne laisser qu'une ouverture de 6 à 7 cent., c'est-à-dire suffisante pour laisser passer le placenta lors de son élimination. Deux gros drains furent placés à l'angle inférieur de la plaie et cette dernière recouverte de gaze phéniquée. De l'ouate en assez grande quantité et un bandage de corps compressif complétaient le pansement.

Matin et soir le lavage du kyste fut fait avec la solution de naphtol.

Dans l'observation II la température s'est élevée au moment du décollement placentaire; je pratiquai l'irrigation continue avec le même liquide pendant 48 heures, puis, la température étant revenue à la normale, je repris les lavages biquotidiens. Au fur et à mesure que des portions placentaires se détachaient elles étaient entraînées en dehors par le fait de l'irrigation, ou je les sectionnais.

Je ne saurais trop insister sur les bénéfices que je retirai de l'emploi de la solution aqueuse et saturée de naphtol. Je ne sais vraiment avec quel autre liquide antiseptique j'aurais pu, sans inconvénient, laver et irriguer cette vaste cavité kystique.

Après avoir interrogé le professeur Bouchard, ayant déjà constaté depuis longtemps, dans mon service, les propriétés de ce liquide que j'emploie exclusivement chez les albuminuriques, depuis que M. Bouchard en a fait connaître les avantages, je n'hésitai pas à l'employer dans le cas actuel. Je redoutais en effet, en raison de la stagnation du liquide dans cette large cavité, les dangers de l'intoxication avec les solutions phéniquée ou mercurielle.

Mon attente n'a pas été trompée. Il n'y eut aucun symptôme d'intoxication. L'élimination du placenta se fit sans qu'il y eût, pour ainsi dire, de mauvaise odeur. Le naphtol non caustique ne causa aucune sensation désagréable à l'opérée, et la plaie a toujours présenté le meilleur aspect. Je crois donc cet antiseptique appelé à rendre les plus grands services, lorsqu'il s'agira de laver et d'irriguer fréquemment de larges et profondes cavités.

Enfin je crois devoir appeler l'attention sur le danger qu'il y a à exercer la moindre traction sur le placenta, même alors que le décollement spontané commence à se produire.

Dans le désir bien légitime d'obtenir l'élimination complète de cet organe, on est tenté de hâter artificiellement le décollement. C'est ce qui m'est arrivé dans l'observation II. Après quelques tentatives, au moment où avec le doigt je cherchais à détruire quelques adhérences, il se produisit une hémorragie tellement grave qu'elle faillit emporter mon opérée.

Pour cette raison, je crois que l'abstention absolue est de rigueur.

En terminant, je ferai remarquer la rapidité avec laquelle se comble la cavité kystique. Les parois pressées de toute part par la masse intestinale, se rapprochent rapidement. En quinze ou vingt jours cette cavité disparait. De plus les parois du kyste se résorbent de telle façon qu'après deux mois il n'en reste plus trace.

C'est au moins ce que j'ai pu constater chez mes trois opérées.

Extrait des **Annales de Gynécologie et d'Obstétrique**, juillet, août, septembre 1892.

NOUVEAUX DOCUMENTS POUR SERVIR A L'HISTOIRE DE LA GROSSESSE EXTRA-UTÉRINE

Par le professeur **A. Pinard**

En 1889, je publiais dans les *Annales de gynécologie* (1), trois observations de grossesse extra-utérine que je faisais précéder des lignes suivantes : « La grossesse extra-utérine peut présenter, dans sa symptomatologie, dans son évolution des différences assez tranchées pour lui imprimer des physionomies diverses, et assez peu connues encore à l'heure actuelle pour rendre dans certains cas le diagnostic sinon impossible, du moins extrêmement difficile.

De même, la conduite à tenir, dans les cas de grossesse ectopique, le moment de l'intervention, quand cette dernière est jugée nécessaire, sont autant de points très discutés aujourd'hui mais non encore résolus. »

Les nouvelles observations que je publie dans ce mémoire démontrent que l'histoire de ce grand chapitre de la pathologie obstétricale est loin d'être achevée et ne pourra s'édifier que par un nombre considérable de faits exposés jusque dans leurs moindres détails.

Comme dans mon premier travail, je donne d'abord ici la relation *in extenso* des cas observés, en faisant suivre chacun d'eux de réflexions dégageant les particularités les plus

(1) Voyez : Documents pour servir à l'histoire de la grossesse extra-utérine, *Annales de gynécologie*, avril 1889, p. 241.

intéressantes, tant au point de vue des symptômes, du diagnostic, qu'au point de vue de l'évolution, de l'anatomie pathologique et du traitement. Je le termine par quelques considérations générales concernant ces différents points.

Observation IV (1). — *Grossesse extra-utérine remontant à 12 mois environ. Laparotomie. Rétention du placenta dans le kyste fœtal. Guérison sans fistule.*

La femme Nicolle, âgée de 39 ans, domiciliée à Blignencourt (Oise), entre à la Maternité Baudelocque le 17 juillet 1889 (envoyée par le Dr Branthomme, de Méru).

Cette femme est accouchée deux fois à terme, d'enfants vivants. Le dernier accouchement remonte à 10 ans. Jamais de fausses couches. Une pelvi-péritonite (salpingite droite ?) en 1885. Un mois au lit. Bonne santé habituelle. Menstruation régulière.

Elle a eu ses règles pour la dernière fois le 7 juillet 1888, et depuis lors, dès le 10 août, elle a toujours été souffrante (douleurs dans le bas-ventre) ; à aucun moment elle n'a eu d'écoulement sanguin, ni de crise aiguë. Mais elle a dû cesser tout travail et garder le lit presque constamment.

2 premiers mois : troubles de la miction et de la défécation.

Au mois d'avril dernier, c'est-à-dire au terme de sa grossesse, elle fut prise de douleurs « comme pour accoucher ». La sage-femme fut mandée, mais s'en retourna après avoir déclaré que c'était une fausse alerte. La nuit suivante, N... cessa de percevoir les mouvements actifs du fœtus qu'elle sentait nettement jusque-là. Inquiète, elle fit appeler un médecin qui constata la mort du fœtus (3 jours après le faux travail).

Quatre ou cinq jours après, il y eut une montée laiteuse. Le ventre diminua de volume.

Après avoir gardé le lit pendant un mois, N..., se trouvant mieux, se leva pour reprendre ses occupations, attendant toujours sa délivrance. Puis il y a quinze jours, fatiguée d'attendre et inquiète, elle alla consulter le Dr Branthomme qui l'adressa à M. Pinard.

(1) Trois observations étant publiées dans mon premier mémoire, je continue la numération pour qu'il n'y ait aucune confusion.

Examen à l'entrée. — État général peu satisfaisant. N... dit avoir beaucoup maigri. Lait dans les seins.

Le ventre est régulièrement développé. Le palper y fait reconnaître une tumeur sphérique occupant tout le bas-ventre et dont la partie culminante remonte à 5 travers de doigt au-dessus de l'ombilic (9 centimètres au-dessus de l'ombilic, 24 centimètres au-dessus de la symphyse).

Cette tumeur est sans bosselures, immobile, dure surtout à sa partie supérieure droite.

A trois travers de doigt au-dessus de l'arcade de Fallope droite, on perçoit dans la tumeur une crépitation très nette ; au même point les doigts sentent une région fœtale très superficielle ayant les caractères de l'extrémité céphalique. Auscultation : silence complet.

Le palper ne détermine aucune douleur ; pas de douleurs spontanées.

La miction et la défécation s'exécutent normalement.

Toucher. — Le col est mou, refoulé à gauche et en arrière ; le cul-de-sac latéral gauche est souple.

Le cul-de-sac latéral droit est effacé, bombe dans l'excavation : on y sent une région fœtale dont on ne peut distinguer les caractères.

Les mouvements communiqués par le palper à la tumeur abdominale sont transmis au doigt explorant le cul-de-sac droit, mais non au col.

Nulle part on ne sent le corps de l'utérus qui doit être en arrière du kyste.

Le cathétérisme de l'utérus montre que sa cavité est vide.

Je pratiquai la laparotomie le 30 juillet 1889. Incision de la paroi abdominale jusqu'au niveau du kyste. Sutures des parois de ce dernier à la paroi. Incision du kyste, extraction d'un fœtus macéré pesant 2200 grammes. Liquide amniotique épais, peu abondant et non purulent. Lavage du kyste avec la solution de naphtol. Drainage et pansement.

Il n'y eut aucune élimination du placenta (le cordon avait été au moment de l'extraction du fœtus coupé au ras de la face fœtale). Les parois kystiques s'accolèrent, la plaie se ferma et le placenta s'enkysta à nouveau sans présenter trace de suppuration.

Cette femme quitta le service le 30 novembre bien portante et ne présentant qu'une induration au niveau de la fosse iliaque gauche, induration du reste diminuant progressivement.

L'utérus avait repris sa place et sa mobilité normales.

Le Dr Branthomme m'écrivit, en 1890, que la santé de cette femme était très bonne.

Particularités. — Au point de vue des antécédents pathologiques, il faut noter ici une salpingite droite survenue quatre ans avant la grossesse extra-utérine. Le tableau symptomatologique a été le suivant : Douleurs abdominales, troubles de la miction et de la défécation survenant aussitôt après les dernières règles. *Ni écoulement sanguin, ni expulsion de caduque* pendant toute la durée de la grossesse. Faux travail apparaissant au terme de la grossesse. Fluxion mammaire survenant quelques jours après. Un mois après, cessation des douleurs. Enfin au point de vue des suites de l'opération, *la rétention du placenta.*

OBSERVATION V. — *Grossesse extra-utérine ayant évolué jusqu'au 8e mois environ. Laparotomie neuf mois après la mort de l'enfant. Guérison avec persistance d'une petite fistule.*

La nommée L..., âgée de 32 ans, primipare, entre le 3 février 1889 à la Maternité de Lariboisière, salle Mauriceau, lit n° 8. Cette femme a eu, il y a trois ans, une fièvre typhoïde assez grave, dit-elle, qui l'a retenue 45 jours au lit ; c'est la seule maladie qu'elle ait faite.

Elle a toujours été bien réglée avec quelques petites avances, mais jamais elle n'a eu d'hémorrhagies ni de pertes blanches. A la fin de mai 1888, elle n'a pas eu ses règles qu'elle attendait à ce moment ; elle éprouve des douleurs dans le bas-ventre et entre le 30 juin dans le service du docteur Siredey. On porta le diagnostic de fibromes utérins. Elle séjourna trois mois dans le service et quand elle le quitta on lui dit qu'elle était enceinte.

Pendant son séjour à Lariboisière, elle avait, nous dit-elle, perdu pendant trois semaines un liquide clair comme de l'eau. Les mois suivants elle vit son abdomen augmenter de volume, sentit son enfant remuer et aucun incident ne vint marquer le cours régulier de la grossesse, si ce n'est dans les derniers jours de janvier. Voici à ce sujet les renseignements qu'elle nous donne lors de son entrée le 3 février 1889 :

Depuis quatre jours, elle n'a pas senti remuer son enfant et elle éprouve une douleur siégeant au voisinage et au-dessus de l'ombilic. Tous ces phénomènes ne pouvaient être rapportés à aucun incident particulier ; elle se croit en travail et c'est pour cette raison qu'elle est venue dans le service.

Examen. — État général bon, ni œdème, ni varices, squelette bien conformé, seins bien développés et contenant du colostrum en abondance. L'abdomen est développé comme chez une femme à terme. Il contient une tumeur occupant surtout la fosse iliaque et le flanc droit, remontant au-dessus de l'ombilic sans atteindre pourtant le rebord des fausses côtes. Cette tumeur semble immobilisée dans l'excavation, mais est mobile dans ses segments moyen et supérieur. Au point de vue des sensations fournies par le palper, on peut considérer trois régions différentes dans cette tumeur : une grande masse donnant la sensation d'un utérus gravide ; puis, au voisinage de l'ombilic, faisant corps avec la tumeur principale, une saillie ayant environ le volume d'une orange, offrant une consistance fibreuse au niveau de laquelle on obtient la sensation de frottements péritonéaux (ce point est très douloureux) ; la troisième région est constituée par une tumeur qui paraît naître de la tumeur principale dans la région sus-pubienne droite et se continue dans la fosse iliaque du même côté ; cette tumeur offrant la même consistance que la tumeur supérieure.

Entre ces deux régions s'étend la tumeur principale fournissant au palper les sensations d'un utérus gravide. Cette tumeur se contracte assez souvent et prend au moment de la contraction la consistance ligneuse. On est assez souvent obligé d'interrompre l'exploration et d'attendre que la contraction soit terminée.

Il est fort difficile de reconnaître par ce moyen d'exploration les diverses parties fœtales. On obtient pourtant dans la partie inférieure de la tumeur, et par la pression, une sensation très nette de crépitation osseuse qui indique la présence de la tête. A l'auscultation, on ne découvre aucun battement fœtal sur toute l'étendue de la tumeur.

Au toucher, on trouve un col encore long mais mou ; dans le cul-de-sac antérieur, se prolongeant à droite, on sent une tumeur lisse, arrondie ayant la consistance demi-molle des fibromes pendant la grossesse.

La température est à 38° ; elle se maintient à ce niveau les jour suivants puis redescend à la normale.

M. Pinard porte le diagnostic d'enfant mort depuis quelque temps chez une femme ayant des tumeurs fibreuses. La femme reste dans le service pendant presque deux mois sans qu'on note aucun incident particulier.

Le 26 mars, elle éprouve des coliques ; son linge est taché de sang. Au toucher, on atteint difficilement le col qui est fermé et se trouve situé très haut en arrière et à gauche. Pendant trois ou quatre jours, léger écoulement sanguin.

Le 28 mars le col parait plus accessible, plus mou ; le fibrome antérieur parait plus ramolli. Le 30 mars, le segment inférieur s'est beaucoup abaissé, le col est à peine saillant, l'orifice externe n'est pas ouvert.

Les jours suivants, le toucher donne les mêmes résultats. L'écoulement sanguin a cessé.

24 avril. Légère hémorrhagie durant trois jours ; le toucher ne permet de constater aucune particularité nouvelle.

17 mai. Nouvelle hémorrhagie durant quatre jours, mais apparition de la fièvre et de douleurs abdominales. La température monte à 38° et 39°. Cet état dure huit jours. La tumeur devient immobile. Depuis ce moment, tous les mois se produisent les mêmes phénomènes : écoulement sanguin, fièvre, nausées. Ces symptômes durent huit jours environ. A la suite de chaque poussée péritonitique, la tumeur s'immobilise de plus en plus. Cette femme quitte la maternité de Lariboisière et entre à la clinique Baudelocque.

La dernière poussée péritonitique est du 6 septembre : la température s'est élevée à ce moment jusqu'à 39°. Depuis son arrivée à la clinique Baudelocque, la femme a maigri considérablement ; le facies est pâle et légèrement bouffi. M. Pinard pense qu'il est nécessaire d'intervenir.

L'utérus et la vessie sont repoussés du côté gauche ; en pratiquant le cathétérisme vésical on retire 100 grammes d'urine normale sans albumine. Le cathétérisme utérin est impossible en raison de la situation du col qui est à gauche, en avant, très élevé et inaccessible pour ainsi dire. M. Pinard pratique la laparotomie le 22 octobre à 9 heures et demie du matin après avoir pris les précautions antiseptiques les plus complètes.

Après avoir incisé l'épaisseur de la paroi abdominale, on arrive sur une tumeur paraissant lisse à la surface et contenant le fœtus

On fait alors des sutures avec la soie phéniquée pour réunir cette tumeur kystique à la face profonde de la paroi abdominale. En incisant ensuite la tumeur fœtale, il semble qu'on est sur l'utérus gravide ; pourtant après l'incision et l'extraction du fœtus, les parois ne reviennent pas rapidement sur elles-mêmes et ne prennent pas une épaisseur plus considérable.

L'épaisseur de la paroi kystique paraît à peu près uniforme et atteint environ un centimètre à un centimètre et demi. Plusieurs artères assez volumineuses ont été sectionnées ; il s'écoule de la cavité kystique une assez grande quantité de pus ; on retire le fœtus du sexe féminin, pesant 1520 grammes ; il est adhérent par points à la face interne de la poche kystique ; le cuir chevelu est particulièrement adhérent et reste, pour ainsi dire, en totalité dans la cavité kystique.

Après avoir fait de grands lavages avec la solution de naphtol, on laisse le placenta en place, on bourre la poche de gaze iodoformée, on laisse sept pinces à demeure, on ne ferme ni le kyste ni la paroi abdominale, mais on résèque une petite portion de la paroi kystique pour l'examiner au microscope afin de savoir si on a incisé l'utérus ou un kyste fœtal. On fait un pansement avec de l'ouate iodoformée et on applique une ceinture de flanelle exerçant une compression assez forte pour immobiliser la paroi et les intestins.

Le soir de l'opération, la malade est assez bien ; pas de réaction péritonéale ; pouls petit, faible, 102 ; température 38°,3.

L'opérée n'a pas eu de vomissements ; le sommeil chloroformique a été très bien supporté sans nausées ni vomissements : il a duré une heure et quart environ et il n'a été donné que 50 grammes de chloroforme, mais on avait, un quart d'heure avant l'opération, pratiqué une injection sous-cutanée avec un centimètre cube de la solution suivante, comme l'a conseillé le professeur Dastre :

Chlorhydrate de morphine..........	0.10 centigr.
Sulfate d'atropine..................	0.05 mill.
Eau distillée.........................	10. -- gr.

23 octobre. Le facies est mauvais ; le pouls est petit et fréquent, temp. 38°,9 ; il y a eu deux vomissements ; miction spontanée. On change le pansement : il ne s'est pas fait d'écoulement sanguin. On enlève les pinces à forcipressure et la pièce de gaze iodoformée ; on

place dans la cavité deux gros tubes à drainage en caoutchouc; pendant toute la durée des pansements, on fait de larges lavages avec la solution de naphtol.

Le 23 octobre soir, la malade est encore plus déprimée; pouls 120, très petit; temp. 39°; pas de douleurs.

Le 26, état assez satisfaisant; la malade prend du champagne et du bouillon, pouls 90.

Jusqu'au 28 octobre, on fait deux pansements par jour; mais il est curieux, si on a ouvert l'utérus, de ne voir s'écouler ni sang ni lochies par le vagin, ni une goutte de la solution de naptol avec laquelle on lave largement le kyste.

Le 28, l'état général est très bon. Malgré les lavages, il ne s'élimine aucune portion de cotylédons ni membranes et la cavité se rétrécit considérablement; cependant elle mesure encore en profondeur 10 centim. et en hauteur 12 centim., car elle remonte sous la paroi abdominale à trois travers de doigt au-dessus de l'ombilic.

Le 11 novembre, la malade qui perdait du sang chaque mois à cette époque n'a encore rien vu. Le placenta ne s'élimine que très lentement, par très petits fragments, entraînés par le liquide de l'injection qui ressort louche.

Le 20, l'élimination placentaire est toujours lente et ne se fait que par une sorte de macération. État général excellent.

Le 22, le professeur Pinard pratique le toucher vaginal : le col a repris sa place habituelle; il occupe le centre du canal vaginal, et l'excavation qui était remplie et semblait occupée par de prétendus fibromes se trouve libre.

Quant à la plaie, elle se rétrécit chaque jour; le fond de la cavité se comble également, mais il est anfractueux et il semble qu'avec le doigt introduit par l'incision, on enfonce dans les cotylédons. On laisse toujours les deux tubes à demeure et on fait chaque jour un grand lavage dans la cavité. Depuis l'opération, il ne s'est écoulé par la vulve ni sang ni eau.

1er décembre. La malade qui avait ses règles tous les mois avant d'être opérée n'a rien vu depuis l'opération; nous approchons de l'époque des règles, le sang devra se montrer par la plaie si l'utérus a été incisé.

Le 9, les règles qui n'avaient pas paru le mois dernier apparaissent aujourd'hui; le sang vient en quantité normale et s'écoule par la vulve; il ne se fait aucun écoulement sanguin par la plaie ni dans l'intérieur du kyste ; du reste l'examen microscopique fait par le Dr Darier montre que la portion du kyste qui a été réséquée n'a pas les caractères de la paroi utérine.

Le 13 décembre les règles cessent ayant présenté leur abondance et leur durée habituelle. Plus de poussée du côté du péritoine.

Depuis huit jours, on fait deux grands lavages par jour, en raison de l'odeur qui résulte de l'élimination de débris placentaires assez volumineux ; on retire avec des pinces des portions de cotylédons du volume d'un petit œuf.

Le 16, la malade va très bien et engraisse ; le ventre a repris en grande partie sa souplesse, et il semble que les fibromes dont on avait constaté la présence pendant la grossesse aient subi un travail considérable de régression, car il serait difficile aujourd'hui d'affirmer leur existence.

Du 20 décembre au 4 janvier, on continue de faire une injection chaque jour dans la cavité qui se rétrécit du reste beaucoup ; le tube est toujours laissé en place parce que le liquide revient encore sale et un peu louche.

Le 15 février on retire définitivement le tube pour permettre à la cavité de se combler et à l'orifice de se fermer, car le liquide injecté revient clair et il ne s'élimine plus aucune portion de placenta.

Le trajet fistuleux persiste, mais la femme se lève, se promène et l'état général est excellent.

Elle quitte le service le 3 mai 1891 pour aller au Vésinet et n'a pas été revue depuis cette époque.

Examen histologique de la paroi du kyste fœtal. — Cet examen fut fait par M. le Dr Darier, répétiteur au laboratoire d'histologie du Collège de France. Voici les deux lettres qu'il adressa le 4 et le 12 novembre à M. le Dr Pinard :

Paris, le 4 novembre.

Monsieur,

M. Malassez m'a confié l'examen d'une pièce que vous nous avez envoyée avec la mention : « *Fragment de paroi d'un kyste fœtal. Est-ce la paroi de l'utérus gravide ?*

Sur les coupes de ce fragment, on trouve sur une des faces une séreuse, le péritoine sans doute ; sur l'autre des bourgeons vasculaires dont les éléments sont en dégénérescence graisseuse. Il n'y a aucune trace d'épithélium à la surface de ces bourgeons, aucun prolongement glandulaire non plus.

La paroi du kyste est dans son ensemble presque exclusivement composée de tissu fibreux avec vaisseaux assez gros et nombreux. Il y a fort peu de fibres musculaires lisses qui sont grêles et disposées en tout petits faisceaux dissociés par le tissu fibreux.

En somme, on peut affirmer qu'il ne s'agit pas de la paroi utérine, ni vraisemblablement d'une trompe utérine dilatée, à cause de la rareté des éléments musculaires.

Toutefois, je ne trouve dans ce fragment aucun élément assez caractéristique pour faire reconnaître de quelle variété de kyste il s'agit. M. Malassez à qui j'en ai parlé pense que l'on peut trouver une structure de ce genre dans la paroi de n'importe quel kyste de cette région.

Dans l'espoir que ces quelques renseignements pourront vous être utiles, je vous prie, etc.

Dr DARIER.

Paris, le 12 novembre.

MONSIEUR ET CHER MAITRE,

J'ai montré mes préparations à M. Malassez ; il est tombé d'accord avec moi qu'il n'y avait pas dans cette paroi l'aspect ordinaire de l'utérus normal ou gravide. Cependant, il m'a dit avoir l'impression que certains éléments fusiformes très allongés disposés au sein de la couche fibreuse pourraient bien être des fibres musculaires lisses. Elles n'ont pas l'apparence ordinaire de ces fibres, elles sont séparées par des faisceaux conjonctifs et non groupés en tissu ; mais si M. Malassez a vu des dispositions analogues dans les fibro-myômes de l'utérus, il est parfois extrêmement difficile selon lui d'affirmer la nature musculaire de ces éléments; parfois on ne peut dire s'il s'agit d'un fibro-myôme ou d'un fibro-sarcome.

La question importante était donc d'élucider si possible la nature de ces éléments. J'ai employé une des techniques qui réussit le mieux dans ces cas (safranine et potasse à 40 0/0) et j'ai vu nettement ces cellules allongées. Il est possible que ce soient des fibres musculaires.

J'ajouterai même que le renseignement que vous m'avez donné

de la contractilité de la paroi en question rend le fait très probable puisque nous n'y trouvons aucun autre élément musculaire.

En résumé, il n'est pas impossible que la paroi examinée soit l'utérus (probable d'après l'observation clinique ?), mais en tous cas, si c'est l'utérus, il est profondément modifié dans sa structure, laquelle se rapproche de celle de certains fibro-myômes ; j'ajouterai qu'on ne trouve dans ce fragment aucun élément (épithélium ou glande) qui soit caractéristique, ainsi que je vous l'avais écrit.

Veuillez agréer, etc.

DARIER.

Cette observation mérite d'être longuement discutée, car il s'agit d'établir à quelle variété de grossesse nous avons eu affaire.

Le résumé de la longue observation qui précède peut être donné ainsi : Femme primipare toujours bien réglée ; a une suppression à la fin de mai 1888 et éprouve bientôt après des accidents qui la font entrer dans le service du Dr Siredey où elle reste trois mois et où on porte le diagnostic de grossesse et de fibromes utérins. Puis cessation des accidents jusqu'à la fin de janvier 1889. A ce moment les mouvements de l'enfant ne sont plus perçus, des douleurs apparaissent et cette femme entre à la Maternité de Lariboisière où, en raison de la présence : 1° d'une tumeur mobile contenant un fœtus, et se contractant d'une façon assez manifeste pour prendre une consistance ligneuse ; 2° de tumeurs solides et immobilisées dans l'excavation, je porte le diagnostic de rétention d'un fœtus mort dans la cavité d'un utérus fibromateux. Aucun incident pendant les mois de février et mars. Mais à la fin de ce mois, apparition de quelques gouttes de sang ; écoulement sanguin qui apparait ensuite à peu près périodiquement tous les mois et qui détermine chaque fois, à partir du mois de mai, des poussées de péritonite ; accidents inflammatoires immobilisant progressivement la tumeur contenant le fœtus et amenant à une intervention. Opération montrant l'épaisseur considérable des parois kystiques, dénotant la présence d'artères volumineuses dans l'épaisseur de ces parois. Enfin, élimination lente du placenta, résorption de toutes les tumeurs qui avaient été prises pour des fibromes.

Si, au point de vue de la symptomatologie, nous constatons ici, pendant la grossesse, une marche assez fréquente (accidents pendant les trois premiers mois, puis cessation des symptômes anormaux), il n'en est plus de même après la mort du fœtus.

Tout d'abord j'ai commis une erreur de diagnostic et j'ai cru qu'il s'agissait d'une rétention du fœtus mort dans un utérus fibromateux, et cela pour les raisons suivantes : Cette femme avait été soignée dans le service du Dr Siredey et arrivait avec le diagnostic de ce service, *grossesse et fibromes*. Mon examen me démontrait : 1° la présence d'une tumeur mobile dans sa partie supérieure *et se contractant* (tumeur qui contenait un fœtus mort, puisque j'avais la sensation de crépitation osseuse de la tête); 2° l'existence de tumeurs dures et immobiles remplissant l'excavation.

Je pensais avoir affaire à une rétention prolongée du fœtus semblable à celle que mon ami le professeur Alphonse Herrgott a cru observer et dont il a publié la relation (1). Et comme lui, j'attendis que le travail se déclarât. Pendant cette expectation j'eus l'occasion de montrer cette femme à M. Tarnier, aux professeurs F.-J. Herrgott et A. Herrgott et le même diagnostic fut porté par tous.

Si j'avais eu à cette époque l'expérience que j'ai aujourd'hui, je n'aurais pas hésité à reconnaître mon erreur en voyant un écoulement sanguin apparaître le 26 mars, puis ensuite à peu près périodiquement tous les mois. J'aurais affirmé la grossesse extra-utérine et j'aurais opéré cette femme beaucoup plus tôt.

Mais, je le répète et j'insiste beaucoup sur ces points, d'une part je ne pouvais croire qu'un kyste fœtal pût se contracter avec autant d'énergie, et d'autre part, je croyais à une rétention prolongée causée par la présence de fibromes. Je me

---

(1) Voyez *Bulletin de l'Académie*, 1889, et *Annales de gynécologie*, 1890.

trompais et je crois que l'observation du professeur A. Herrgott ne doit pas être acceptée avec son titre. Malgré le long rapport lu à l'Académie de médecine dans la séance du 3 décembre 1889, je ne puis admettre cette observation comme un cas de rétention fœtale prolongée dans un utérus, et il serait facile de démontrer, je pense, qu'il s'agissait simplement d'une grossesse extra-utérine.

Pour terminer cette discussion, je tiens à faire remarquer le retour des règles survenant deux mois environ après la mort du fœtus et déterminant d'abord simplement de la tension du kyste (voy. observations précédentes), puis consécutivement des phénomènes péritonitiques. Ce sont là des éléments qui doivent servir au point de vue des indications opératoires

Obs. VI (1). — *Grossesse extra-utérine ayant évolué jusqu'au 6e mois. Rupture du kyste fœtal. Laparotomie in extremis. Mort.* — Je dois ces renseignements à mon ami le Dr Emile Turquet, de Méry-sur-Seine, qui a soigné et m'a adressé cette femme.

Madame A....., âgée de 37 ans.

Antécédents héréditaires. — Nuls.

Antécédents personnels. — 12 ans de mariage sans grossesse, réglée régulièrement toutes les 3 semaines; quelques accidents de métrite chronique. Pendant les règles, les seins sont toujours gonflés et douloureux.

1er mai 1889. Apparition des dernières règles.

Le 2. Arrêt brusque des règles à la suite d'une émotion très vive; pas d'accidents consécutifs; les seins restent gonflés et sensibles.

Le 25. Deuxième époque des règles; elles ne paraissent pas; léger écoulement leucorrhéique accompagné de quelques tranchées. 8 ou 15 jours après surviennent quelques douleurs de ventre. Le 9 juin elles durent 4 heures.

14 juin. Pas de règles, mais douleurs violentes dans toute la région abdominale sans localisation. Ventre un peu sensible dans

(1) Les deux observations précédentes et celles qui suivent ont été rédigées par nos chefs de clinique, MM. Boissard, Potocki, Varnier et Lepage,

toute sa surface; au toucher rien d'anormal; les seins sont toujours gonflés; facies pâle, pas de fièvre, pouls normal, langue légèrement saburrale, constipation, dysurie légère.

Repos au lit, injections de morphine. Amélioration rapide au bout de quelques jours, mais le bas-ventre reste sensible, la constipation reste opiniâtre; au bout de cinq semaines la malade se lève et s'occupe de son ménage.

20 juillet. Phénomènes péritonitiques : vers midi, la malade étant couchée est prise subitement et sans cause aucune d'une violente douleur dans le bas-ventre avec forte envie d'uriner; les douleurs reviennent par crises toute la journée sans nausées ni vomissements, pas d'écoulement utérin. A l'examen, le lendemain, le ventre est ballonné et il existe un empâtement manifeste dans le flanc droit et la région de la fosse iliaque droite; la douleur est aussi beaucoup plus vive à ce niveau; au toucher le col de l'utérus est au centre du bassin. L'utérus n'est pas douloureux, douleur légère dans le cul-de-sac; pas de fièvre, léger embarras gastrique, défécation douloureuse, mictions répétées et difficiles.

Les jours suivants, les douleurs continuent par crises surto t le soir. L'empâtement augmente et une induration apparaît au-dessus de l'arcade de Fallope.

Le 24. Le Dr Théveny, de Plancy, est appelé en consultation et constate que l'induration enveloppe l'utérus. Traitement : révulsifs sur le bas-ventre, injections vaginales au naphtol, purgatifs répétés.

Du 2 juillet au 23 août. Les douleurs vives au début, diminuent sensiblement; l'induration fait des progrès surtout à droite et remonte jusqu'à deux travers de doigt au-dessous de l'ombilic; la constipation et la dysurie augmentent, l'embarras gastrique continue.

Du 23 août au 7 septembre. Les douleurs disparaissent, l'induration n'augmente plus, l'empâtement de la paroi abdominale s'efface, l'état général devient meilleur, l'appétit renaît et à ce moment le Dr Théveny et moi nous constatons :

A la palpation, une tumeur d'une dureté ligneuse, lisse, immobile, insensible à la pression, remplissant l'excavation à droite, remontant dans la cavité abdominale jusqu'à deux travers de doigt au-dessous de l'ombilic, dépassant légèrement la ligne médiane pour descendre obliquement à gauche jusqu'à deux travers de doigt au-dessus de la branche horizontale du pubis et se prolongeant à gauche le long de cette branche. A ce niveau, la tumeur semble plus molle, se durcit parfois et fait alors une saillie manifeste sur la paroi abdominale.

A l'auscultation de la tumeur à droite, on entend des bruits de frottements péritonéaux et un souffle léger analogue à un souffle maternel.

Au toucher, le col est un peu remonté et dévié à gauche; il est légèrement ramolli et perméable; le cul-de-sac postérieur est rempli par une tumeur indépendante de l'utérus qui est déplacé en masse en haut et à gauche sous la branche pubienne; il existe un sillon entre le col et la tumeur.

14 septembre. Le professeur Pinard veut bien nous accompagner le Dr Théveny et moi, pour examiner la malade; il nous fait remarquer la forme lisse et globuleuse de la tumeur, son indépendance bien nette avec l'utérus; de plus, il constate que la tumeur est fluctuante et très tendue. Il fait alors le diagnostic de tumeur liquide développée au niveau des annexes de l'utérus et pouvant faire penser à un kyste fœtal extra-utérin ou à une hydro-salpingite, mais il croit plutôt à une grossesse extra-utérine.

Le 21. M. Pinard revoit la malade; la tension du kyste a notablement diminué, la fluctuation est très manifeste, la tumeur semble se réduire.

Les 23 et 24. Quelques phénomènes douloureux du ventre; les seins deviennent durs et sensibles; éruption d'acné sur le dos (phénomènes se produisant habituellement chez la malade à l'approche des règles). Le kyste a sensiblement augmenté de volume. Il fait une saillie en avant, la tension est devenue très grande.

Le 27. M. Pinard revient une troisième fois, accompagné de M. le Dr Vannier; ce dernier non prévenu examine la malade et fait le diagnostic de grossesse ectopique. Ce diagnostic est confirmé par M. Pinard. En effet, en pressant le mamelon du côté droit, on fait sourdre une goutte de lait; l'auscultation de la tumeur fait entendre un souffle maternel, mais pas de bruits du cœur fœtal.

15 octobre. Le kyste a augmenté de volume, il remonte à trois travers de doigt au-dessus de l'ombilic; la tension en ce moment est un peu moins forte; on commence à sentir à la surface de la tumeur quelques inégalités.

Le 19. Le souffle maternel augmente d'intensité, toujours pas de bruits du cœur fœtal, mais on perçoit manifestement des mouvements actifs du fœtus; la mère, non encore prévenue du diagnostic, dit sentir des battements en bas et à droite; au toucher, le col est très mou, la tumeur fait de plus en plus saillie dans le cul-de-sac, on y sent des parties dures.

Le 21. Époque des règles annoncée par des douleurs très vives, frissons, accélération du pouls sans fièvre. Le ventre est ballonné, sensible à la pression, le kyste est excessivement dur et tendu; la défécation est douloureuse, dysurie. La grande tension du kyste rend l'auscultation difficile et ne permet pas d'entendre les bruits du cœur fœtal.

Le 25. La tension du kyste a diminué et pour la première fois on entend manifestement les bruits du cœur fœtal; le foyer d'auscultation siège un peu à gauche de la ligne médiane et à 4 travers de doigt du pubis.

10 novembre. Le kyste dépasse l'ombilic de 4 travers de doigt; la forme du ventre est irrégulière : globuleux à droite, il est aplati à gauche; à droite et en bas, grosse saillie molle au niveau de laquelle on entend un souffle très prononcé; en haut, tumeur moins saillante, mais dure et rénitente; à gauche et en bas, la petite tumeur formée par l'utérus; au-dessus on sent des parties dures et résistantes, c'est à ce niveau que se trouve le maximum des bruits du cœur qui deviennent très forts.

Le 13. La malade se plaint de démangeaisons; éruption ortiée à la face, au cou, aux membres inférieurs.

Le 21. L'éruption s'atténue, les démangeaisons disparaissent; vers le soir, les mouvements actifs du fœtus qui habituellement étaient très fréquents et très prononcés, cessent tout à coup, sans aucun motif; le lendemain à l'auscultation, on ne peut retrouver le moindre battement du cœur fœtal.

Les 22, 23, 24. L'auscultation attentive et répétée ne révèle aucun bruit du cœur; les mouvements actifs n'ont pas reparu; le ventre semble s'affaisser. Il est sorti de la vulve à plusieurs reprises des débris de membranes, sans une goutte de sang. L'état général est satisfaisant, malgré un état nauséeux depuis le 22.

Le 29. Frisson violent qui dure une heure environ.

Le 30. Nouveau frisson moins fort, le facies s'altère, température 38°,5, P. 100, amaigrissement, perte d'appétit, le ventre n'est pas sensible.

1er décembre. L'état général s'altère avec une très grande rapidité, les yeux s'excavent. Pendant la nuit, frisson violent qui a duré 4 heures ; température du matin 38°,8, P. 120. Le ventre est légèrement ballonné et sensible surtout à gauche, l'utérus se contracte souvent ; écoulement par la vulve d'un liquide sanguinolent.

En présence de l'altération rapide et croissante de l'état général depuis deux jours, on décide de partir le jour même à Paris ; le voyage est très bien supporté sans souffrance, et la malade arrive à la Clinique Baudelocque à 10 heures du soir.

La température est de 39°, le pouls fréquent et petit ; facies abdominal.

Examen. — Du côté des seins, modifiés comme à l'ordinaire dans la grossesse, il s'écoule quelques gouttes de colostrum en pressant la base du mamelon.

Le ventre présente une forme irrégulière, la tumeur remonte à un travers de doigt au-dessus de l'ombilic, et offre sa plus grosse saillie en haut, à droite de la ligne médiane ; à gauche saillie moins volumineuse séparée de la précédente par un méplat.

Par le palper, on a la sensation du ballottement fœtal ; le siège occupe la grosse partie de la tumeur kystique, la tête est en bas et donne une sensation de crépitation.

Par le toucher, on arrive sur le col en partie ramolli, abaissé et nullement dévié ; l'utérus facile à délimiter est assez mobile et remonte à deux travers de doigt au-dessus de la symphyse. Le cul-de-sac postérieur est en grande partie effacé et est occupé par la tête fœtale sur laquelle on arrive facilement, car elle n'est pas séparée du doigt qui explore par une grande épaisseur de parties molles, si bien qu'on pourrait peut-être donner la préférence à l'élytrotomie.

3 décembre. Soir, temp. 40°. Le ventre est extrêmement tendu et douloureux. Temp. 38°,6 ; à midi 40°,2. A deux heures et demie brusquement la malade est prise de douleurs abdominales horribles et ne cesse plus de crier ; la malade prend le facies péritonéal, les extrémités se refroidissent, et le pouls est incomptable.

Diagnostiquant une rupture du kyste fœtal, le professeur Pinard fait à 4 heures et demie la laparotomie d'urgence.

Opération. — On fait à la malade une injection sous-cutanée avec 1 cent. cube de la solution suivante :

Morphine............................ 0. 10 cent.
Atropine............................ 0.005 milligr.
Eau de laurier-cerise................... 10 gr.

et on donne le chloroforme.

On fait une incision longitudinale de 9 à 10 centimètres à droite de la ligne blanche, pour éviter de blesser les anses intestinales extrêmement distendues par les gaz.

On arrive directement sur le kyste fœtal qui est réuni à la paroi abdominale par 15 sutures de soie phéniquée ; ceci fait, on incise le kyste d'où il sort des gaz fétides et un liquide sanieux et infect ; on retire, après avoir fait de grands lavages avec la solution au naphtol, un fœtus macéré, météorisé, du sexe masculin, pesant 950 grammes.

En introduisant la main dans la cavité kystique on cherche le siége de la rupture, mais on n'obtient aucun renseignement positif à ce sujet ; on sent seulement à la partie supérieure, à travers la paroi du kyste, le paquet intestinal qui est extrêmement distendu par des gaz.

On laisse le placenta en place et quatre pinces à forcipressure; on place trois tubes à drainage et on fait un pansement à la gaze et au coton iodoformé. L'opération a duré près d'une heure. On replace la malade sur son lit ; facies péritonéal, refroidissement des extrémités, pouls à 180, irrégulier.

La malade meurt dans la nuit, à une heure.

Le 5. Autopsie, faite le matin à 10 heures. — On enlève le pansement qui est imbibé de sang seulement à sa partie profonde ; on fait en fer à cheval une incision sur la paroi abdominale, de façon à pouvoir rabattre de haut en bas toute cette paroi ; ceci fait, on constate que le péritoine et les anses intestinales sont piquetés de taches noirâtres ; au niveau de la fosse iliaque droite, il existe un diverticulum rempli d'un liquide sanieux, purulent ; à la partie profonde, on trouve un orifice qui permet l'introduction du médius et qu'on pourrait prendre tout d'abord pour une solution de continuité du kyste ; un examen plus complet permet de reconnaître que cet orifice est dû au non affrontement en cet endroit de la paroi antérieure du kyste à la partie profonde de l'abdomen ; au contraire, sur toute la longueur de l'incision, il y a déjà un commencement de réunion entre les lèvres de la section de la paroi abdominale et la face antérieure du kyste ; on coupe les fils de suture. La paroi abdominale enlevée, le kyste fœtal apparaît; il a le volume d'une tête de fœtus à terme; sa paroi antérieure grisâtre est parcourue par une anse intestinale en fronde, si fortement adhérente sur tout son trajet qu'on ne peut la décoller et qu'on aurait pu couper si l'incision avait été faite sur la ligne blanche. Le kyste présente des adhérences sur presque toute son étendue, surtout à la partie postérieure : celles de la paroi abdominale sont au contraire peu marquées. Les parois du kyste ont une épaisseur de 2 centim. environ; le placenta paraît volumineux et est inséré sur la face postérieure; en faisant basculer le kyste pour le sortir de l'abdomen, on constate l'existence d'une rupture sur la paroi postérieure; l'orifice de la rupture est irrégulièrement circulaire et permet l'introduction de l'index; on constate en même temps la présence d'une grande quantité de sang dans la cavité péritonéale.

Pour mieux étudier la pièce, chercher à se rendre compte de la variété de grossesse ectopique à laquelle on a affaire, on enlève le kyste attenant à l'utérus et on fait congeler toute la pièce; on fait alors quatre coupes qui permettent de voir très nettement les modifications dont l'utérus est le siège, et de préciser le siège de la rupture kystique et le lieu où s'est développée cette grossesse ectopique.

Ces coupes ont été publiées dans notre atlas (1) et démontrent que le kyste fœtal s'est développé sous le péritoine, entre celui-ci et la paroi postérieure de l'utérus, dont il l'a décollé dans le sens vertical jusqu'à neuf centimètres au-dessus du cul-de-sac postérieur du vagin. Il s'agit donc d'une grossesse ectopique sous-péritonéale, intra-ligamenteuse, mais qui, à un moment donné, a dépassé de beaucoup les limites de ce ligament.

Elles font ressortir également la texture de l'énorme masse placentaire dont les dimensions totales sont les suivantes :

Hauteur, 19 centim. 5.

Épaisseur, 8 centim. 4.

Largeur, 18 centim.

Remarques. — Cette observation montre chez une femme

---

(1) Voyez : *Études d'anatomie obstétricale normale et pathologique*, par Pinard et Varnier, 1892, planches XIV à XXII et texte, p. 39.

primipare sans antécédents pathologiques : des accidents se produisant dès le début et se continuant pendant toute la durée de la grossesse ; la mort de l'enfant survenant au 7e mois quelques jours après l'apparition d'une éruption ortiée ; la purulence envahissant le kyste fœtal immédiatement après la mort du fœtus ; la rupture du kyste existant dans la loge placentaire derrière le placenta et non dans la loge fœtale ; enfin, les rapports du kyste avec l'intestin (passage d'une anse en cravate et adhérences sur la face antérieure du kyste) et avec le péritoine.

OBS. VII. — *Grossesse extra-utérine ayant évolué jusqu'au 6e mois environ. Laparotomie 2 mois environ après la mort du fœtus*, par le Dr RIBEMONT-DESSAIGNES. *Extraction de la tête le 19e jour*, par le Prof. PINARD. *Guérison sans fistule.*

La femme qui fait le sujet de la 7e observation est une femme âgée de 32 ans ayant eu déjà un accouchement spontané et à terme et n'ayant aucun antécédent pathologique. Généralement bien réglée, elle vit apparaître ses règles pour la dernière fois le 15 avril 1889. Après avoir présenté la symptomatologie ordinaire, cette femme entra à la Maternité de Beaujon où mon collègue le Dr Ribemont-Dessaignes ne tarda pas à faire le diagnostic de grossesse extra-utérine et c'est avec son agrément que je publie cette observation.

Mal installé pour opérer dans son service, il fit transporter cette malade à la Clinique Baudelocque le 2 décembre. Il pratiqua la laparotomie le 4.

Le kyste fœtal ayant été mis à nu et suturé, fut incisé. L'extraction du fœtus fut extrêmement laborieuse. L'extrémité pelvienne correspondant à l'incision fut saisie, mais le fœtus ne put être dégagé dans son entier. A la partie inférieure du kyste siégeait un étranglement qui correspondait au cou du fœtus, de telle sorte que la détroncation fut indispensable. Le tronc ayant été enlevé, la tête siégeait à une profondeur considérable. Le rétrécissement était tel à ce niveau que M. Ribemont-Dessaignes préféra laisser la tête plutôt que d'exposer la femme à un traumatisme dangereux. Le placenta et la tête du fœtus furent donc laissés dans le kyste. Ce dernier fut irrigué au naphtol matin et soir. Le 12e jour l'élimination du placenta commença et je fis l'extraction complète le 16e jour. Quant à la tête, je la broyai avec de fortes pinces et pus enfin l'extraire en totalité le 19e jour. A partir de ce moment les parois du kyste se rapprochèrent rapidement.

Cette femme, sortie le 2 mars en très bon état, revint dans mon service il y a quelques jours, et, sauf la cicatrice de réunion qui n'est nullement saillante, et qui ne présente ni fistule ni éventration, il ne lui reste aucune trace de sa grossesse extra-utérine. L'utérus est tout à fait mobile, bien au centre de l'excavation. Les règles sont régulières, l'état général est excellent et cette femme travaille aux champs du matin jusqu'au soir, aussi bien qu'elle le faisait auparavant.

Remarques. — La particularité la plus saillante de cette observation consiste dans la disposition du sac fœtal qui présentait une forme bilobée avec étranglement au niveau du cou. C'est cette disposition rare qui rendit l'extraction incomplète au moment de la laparotomie et qui nécessita le broiement de la tête 19 jours après. Enfin, il faut remarquer que, malgré cette complication, la guérison fut complète et rapide et que la cicatrice fut parfaite et l'est encore aujourd'hui.

Obs. VIII. — *Grossesse extra-utérine ayant évolué jusqu'au 6e mois. Elytrotomie. Guérison.*

La nommée Boud..., âgée de 31 ans, entre le 18 janvier 1890 à la Maternité Baudelocque, service de M. le professeur Pinard.

Cette femme est née à Paris; son père est mort à 68 ans, sa mère à 55 ans, sa sœur et ses trois frères sont vivants et bien portants.

Quant à elle, elle a toujours été d'une bonne santé; réglée à 13 ans et demi et depuis toujours très régulièrement, elle est déjà accouchée deux fois : la première fois en 1879, la seconde en 1881. Ces deux accouchements à terme ont été faciles et spontanés : les suites de couches ont toujours été physiologiques. Les deux enfants mis en nourrice ont vite succombé. Depuis son dernier accouchement, les règles, non douloureuses, viennent périodiquement d'une façon très régulière.

Le 10 avril 1889, la malade voit ses règles pour la dernière fois et, en raison de la régularité antérieure de la menstruation, croit qu'elle commence une troisième grossesse; mais le début de cette grossesse probable ne ressemble en rien aux deux grossesses précédentes, en raison des douleurs qui ne tardèrent pas à se montrer. La malade va alors consulter au mois de juin, à l'hôpital Lariboisière : là on affirme l'existence de la grossesse; mais, d'après le dire de la malade, on ne put entendre les bruits du cœur. On conseille des bains. A partir de ce moment, la malade se sent de plus en plus fatiguée et les douleurs deviennent plus vives; ces douleurs de ventre sont intermittentes, revenant par crises, durant deux et trois heures. A partir d'octobre, la malade commence à maigrir; il y a un peu de fièvre et les nuits sont sans sommeil; en outre, il y a perte de l'appétit et des vomissements fréquents plus marqués encore au moment des crises douloureuses.

Au commencement de novembre, en se mettant sur le bassin, elle est prise de douleurs violentes qui l'empêchent de se relever. Une sage-femme appelée à ce moment pense que l'accouchement se fera dans la nuit ; elle affirme que le fœtus est vivant et que l'extrémité céphalique est en bas. Bientôt les douleurs se calmèrent, mais la femme n'accoucha toujours pas. Un médecin, appelé huit jours après la visite de la sage-femme, pense que l'accouchement ne peut tarder à se faire.

Les choses restèrent à peu près dans le même état quand le 10 janvier se montra un premier écoulement de sang ; la perte fut peu marquée ; mais, depuis, tous les jours, la femme perd du sang, ce qui n'avait jamais eu lieu jusqu'alors; ces écoulements de sang sont accompagnés ou non de coliques ; jamais il n'y a eu d'expulsion de peau ou de membranes à la connaissance de la malade.

État actuel. — 18 janvier. Amaigrissement assez marqué, pouls petit et assez fréquent (100), température 37°,4 ; l'appétit est un peu revenu, plus de vomissements; miction facile, assez fréquente; constipation; pas d'œdème des membres inférieurs; les urines ne renferment pas d'albumine.

Seins assez développés; quatre mois après les dernières règles, écoulement de colostrum qui tache la chemise; depuis deux mois les seins ont beaucoup diminué de volume; mais, à la pression de la base du mamelon, on fait sortir facilement du lait.

Le ventre présente une forme irrégulière; il a diminué depuis un mois dans des proportions assez considérables. Par le palper on délimite une masse remontant jusqu'à l'ombilic : cette masse, cette tumeur, est bilobée, présentant deux grosses extrémités de chaque côté de la ligne médiane, qui font penser à un utérus bicorne; mais, à aucun moment, on ne perçoit de contraction dans cette tumeur. Dans la grosse extrémité gauche on perçoit très nettement et superficiellement une crépitation osseuse; sensation d'empâtement dans la grosse extrémité droite. La totalité de la masse n'est point mobile et paraît adhérente à la face profonde de la paroi abdominale. De plus, on sent au-dessus de la symphyse du pubis, légèrement inclinée à gauche, une autre masse pyriforme à grosse extrémité supérieure remontant à quatre travers de doigt au-dessus de la symphyse. Il est vraisemblable que cette masse est constituée par l'utérus augmenté de volume; cependant, on ne peut percevoir de contractions pendant l'examen. L'exploration de l'abdomen par le palper est peu douloureuse.

A l'auscultation, on n'entend aucun bruit, aucun souffle.

Toucher. — Léger écoulement sanguin par les organes génitaux. L'excavation est remplie par une masse irrégulière, assez volumineuse, immobile, occupant tout le cul-de-sac postérieur; le doigt arrive de suite sur cette masse, directement pour ainsi dire, n'étant séparé d'un plan résistant que par une très petite épaisseur de parties molles; il semble même qu'on puisse reconnaître la présentation de l'extrémité pelvienne.

Le col de l'utérus a toute sa longueur, il est ramolli dans presque toute son étendue; l'orifice externe seul perméable permet l'introduction de la première phalange; il est rejeté en avant derrière la symphyse; et en imprimant des mouvements, on sent qu'ils sont transmis à la main appliquée sur la paroi abdominale au niveau de la masse à quatre travers de doigt au-dessus du pubis. Cette masse est donc bien l'utérus incliné à gauche et augmenté de volume; l'utérus est vide; on fera du reste le cathétérisme utérin. En présence de ces signes, le professeur Pinard diagnostique une grossesse ectopique.

24 janvier. Léger écoulement de sang; exploration par le cathétérisme vésical, combiné au toucher vaginal; la vessie se trouve refoulée à droite, latéralement à l'utérus refoulé bien à gauche. Désinfection du vagin par injections toutes les quatre heures. Asepsie du tube digestif (paquets de cascara et naphtol).

Le 25. En raison des résultats obtenus par les différents moyens d'exploration, le professeur Pinard pratique l'élytrotomie en présence du professeur Slawiansky, de St-Pétersbourg. Injection sous-cutanée de solution d'atropo-morphine. Après avoir tendu avec deux doigts la paroi postérieure du vagin, le professeur Pinard fait entre ses deux doigts une incision à gauche et en arrière et d'arrière en avant sur un pied du fœtus qu'on sent à travers la paroi qui est très peu épaisse. On arrive sur les membranes qu'on rompt et on agrandit la plaie avec les doigts en produisant un léger écartement des parties molles. On arrive sur le fœtus qui est extrait par le siège; il est du sexe féminin et pèse 1180 grammes. Immédiatement après l'extraction, grands lavages avec plusieurs litres d'une solution de naphtol, tamponnement du kyste fœtal et du vagin avec une bande de quatre mètres de gaze iodoformée. Durée de l'opération, 35 minutes.

Le soir la malade a eu quelques vomissements ; pouls 120, temp. 38°,2.

26 janvier, Encore un vomissement le matin ; pouls 130, temp. 39° ; pas de douleurs ni d'écoulement. On sonde la malade deux fois par jour : urines foncées.

Le 27. La nuit a été bonne, une peu d'excitation mise sur le compte du pansement iodoformé ; on détamponne alors la malade et on fait un grand lavage avec la solution de naphtol. Tampon de gaze iodoformée dans le vagin.

Le 28. On supprime le tampon de gaze iodoformée qu'on remplace par du coton hydrophile trempé dans une solution de bilodure de mercure à 1/1000.

Le 30. L'écoulement a manifestement de l'odeur, on fait quatre irrigations par jour. L'état général est excellent. La malade s'alimente volontiers.

5 février. En raison du rétrécissement de la plaie, le professeur Pinard, après avoir constaté la présence de la membrane granuleuse interposée entre le placenta et la paroi du kyste, fait donner du chloroforme et introduit toute la main dans le vagin ; avec deux doigts introduits dans le kyste fœtal, il va décoller le placenta : il introduit ainsi, doucement et sans violence, successivement et alternativement cinq fois la main gauche ou la main droite et extrait la totalité du placenta qui est étalé et présente une grande surface. Aucun écoulement sanguin.

Dans la journée, la malade a eu quelques vomissements, mais l'état général est très bon et il n'y a point de fièvre.

Le 10. La malade va de mieux en mieux. Les forces reviennent vite. Presque plus d'écoulement par le vagin. Deux injections vaginales seulement pas jour. Temp. 37°.

Le 13. La malade veut se lever et demande à sortir. A l'examen fait au spéculum on constate l'existence d'un petit orifice là où a porté l'incision : il s'écoule encore un peu de liquide séro-sanguinolent.

Par le palper, on ne retrouve aucune trace du kyste fœtal ; le col et le corps de l'utérus ont repris leur situation normale.

Le 19. La malade veut absolument sortir ; on signe son exeat sur sa demande.

Cette femme a été revue six mois après. Son état général était excellent. Au point de vue local, l'utérus était en place, mobile et le kyste complètement résorbé. Je l'ai revue il y a quelques jours ; sa santé est florissante.

Remarques. — Dans cette observation, on doit remarquer la disposition du kyste fœtal, qui plongeant dans l'excavation et ayant déplacé l'utérus et la vessie, commandait l'indication de l'élytrotomie.

Ensuite une véritable *délivrance artificielle* fut pratiquée dix jours après l'ouverture du sac et sans qu'il y eut le moindre écoulement sanguin.

Obs. IX. — *Grossesse extra-utérine ayant évolué jusqu'au 8e mois environ. Laparotomie sept semaines après la mort de l'enfant. Guérison.*

La nommée L..., âgée de 28 ans, est entrée à la Clinique Baudelocque le 25 octobre 1890.

Antécédents héréditaires. — Parents vivants et bien portants. Un frère vivant, une sœur morte de tuberculose pulmonaire il y a un an. Pas de vices de conformation dans la famille.

Antécédents personnels. — Née à terme, nourrie au sein par sa mère pendant 18 mois. A marché à 11 mois et toujours marché depuis cet âge. Rougeole à cinq mois. Aucune maladie depuis cette époque. N'a jamais gardé le lit, sauf à l'occasion de la grossesse actuelle. Réglée pour la première fois à l'âge de 14 ans ; l'établissement de la menstruation n'a été signalé par aucun accident. Les règles ne reviennent pas à époques fixes, elles sont séparées par des intervalles variant de 1 mois à 6 semaines et deux mois. L'écoulement menstruel ne dure ordinairement que vingt-quatre heures et n'est accompagné d'aucune douleur. Jamais la malade n'a eu d'affection des organes génitaux ni d'affection abdominale.

Cette femme est mariée depuis 10 ans ; et quoiqu'elle désire avoir des enfants et que son mari soit bien portant, elle n'a jamais été enceinte avant cette année. Son mari est vigoureux, il est d'une famille de 13 enfants et ses frères et sœurs ont tous des enfants.

En résumé, jusqu'au 15 janvier 1890, il n'y a dans l'histoire médicale de cette femme aucune particularité digne d'attirer l'attention.

Les dernières règles ont eu lieu le 15 janvier de cette année ; depuis cette époque, cette femme n'a pas perdu de sang. Toutefois comme sa menstruation était assez irrégulière, elle ne se croyait enceinte ni en février ni en mars.

Dès les premiers jours de février, notre malade est prise de phénomènes douloureux dans le bas-ventre accompagnés de vomissements alimentaires et de malaise général, qui la forcent à garder le lit. A ce moment-là, elle habite le Havre. Ces accidents ont duré une partie du mois de février, trois semaines, nous assure la malade, et ils se sont reproduits jusqu'à ce jour à différentes reprises ; il y aurait eu depuis le mois de février six crises douloureuses semblables. Ces crises douloureuses ont toutes été marquées par l'apparition de douleurs abdominales, de vomissements, de faiblesse et chaque fois la malade a été obligée de garder le repos au lit. Elle assure que les crises ont présenté des durées décroissantes, de telle façon qu'en juillet 1890, la crise n'a duré que deux ou trois jours, mais par contre les douleurs devenaient de plus en plus vives. En somme, pendant la moitié environ de sa grossesse, cette femme a été obligée de garder le repos au lit. Jamais il n'y a eu d'écoulement de sang par les organes génitaux, la femme est très affirmative à cet égard ; à aucun moment non plus elle n'aurait expulsé de caduque.

A la fin du mois de mars, cette femme se croit enceinte, mais le médecin qui la soigne ne reconnaît pas de signe certain de grossesse. Sur ces entrefaites, elle quitte le Havre et vient habiter St-Denis. Au mois de mai, reprise d'accidents abdominaux, elle appelle M. le Dr Dupuis, de St-Denis, qui la trouve trop malade pour être transportée à l'hôpital. Dans la note qu'il m'a remise, je lis en effet :

« Appelé le 13 mai, chez la femme L..., je la trouve couchée dans le décubitus dorsal, le facies grippé, accusant une vive douleur dans la fosse iliaque gauche; le pouls est petit et fréquent; il y a des vomissements porracés. L'examen du ventre est presque impossible tant la pression est douloureuse. La peau est normale mais il y a de l'empâtement et une tuméfaction diffuse dans la fosse iliaque gauche. »

Sous l'influence du traitement, l'état s'améliore peu à peu et le 19 mai la femme put être transportée à l'hôpital de St-Denis, dans le service du Dr Dupuis. Quatre ou cinq jours après son admission, tout état fébrile avait disparu, la fosse iliaque n'était plus douloureuse et pouvait être explorée facilement. M. Dupuis y constata la présence d'une tumeur assez nettement arrondie, dont la partie gauche était fluctuante et dont la partie droite moins volumineuse et dure rappelait un corps fibreux. La tumeur augmenta assez vite de volume, dit M. Dupuis, et quand elle eut atteint le niveau de l'ombilic, on entendit à son niveau un souffle isochrone au pouls et analogue au souffle utérin. Au commencement de juillet, on perçut les battements du fœtus. D'ailleurs depuis les derniers jours de juin, la femme sentait remuer. La grossesse était donc absolument certaine. Le 31 juillet cette femme, qui jouissait à ce moment d'un état assez bon, quitta l'hôpital où elle ne rentra que le 3 septembre (la femme dit le 24 septembre).

A cette date, elle fut prise de douleurs abdominales survenant à intervalles réguliers et dont quelques-unes avaient même le caractère expulsif; comme elle se savait enceinte, on crut à l'établissement du travail et on l'admit à la Maternité de l'hôpital. Elle y resta vingt-quatre heures, mais le Dr Dupuis ne constata aucun signe de travail; le col restait long, mou, perméable; la première phalange, qui pouvait y pénétrer facilement, n'y rencontrait aucune partie fœtale.

Les douleurs disparurent et la femme fut mise en observation dans le service de médecine.

Il s'agissait donc d'un faux travail, mais il n'y eut ni sang ni caduque expulsés. Toutefois, à partir de ce moment, les mouvements du fœtus cessèrent d'être perçus par la femme et l'auscultation ne fit plus rien entendre; l'enfant était donc mort. Le Dr Dupuis, qui en juillet soupçonnait déjà la possibilité d'une grossesse extra-utérine, crut être autorisé à poser le diagnostic. En septembre et octobre, rien de particulier; fièvre légère le soir, survenant très irrégulièrement d'ailleurs. La femme quitte l'hôpital de St-Denis le 23 octobre et est adressée par M. Dupuis à M. le professeur Pinard.

État actuel, le 9 novembre 1890. — Femme de taille moyenne, de bonne constitution, jouissant actuellement d'une excellente santé; l'appétit est bon, les digestions sont normales. Constipation. Miction normale. Cœur et poumons sains. Le squelette a été légèrement touché par le rachitisme (incurvation des fémurs, sternum à face antérieure convexe, quelques nodosités costales; atrophie cupuliforme des incisives inférieures). Seul, l'examen de l'abdomen et des organes génitaux fournit donc des renseignements importants.

Le ventre est développé comme à huit mois de grossesse environ. La peau mince est sillonnée de nombreuses vergetures et parcourue par des veines sous-cutanées très apparentes; elle est peu résistante; aussi quand la femme s'assied sur son lit, le ventre retombe-t-il presque au contact des cuisses.

L'abdomen, dont la plus grande saillie est au niveau de l'ombilic, est élargi transversalement par la tumeur qu'il renferme. Sa grande circonférence passant par l'ombilic est de 95 centim.; la distance de son extrémité supérieure au pubis est de 35 centim. et l'ombilic en occupe exactement le milieu.

Vu de face, le ventre n'est pas régulier; on trouve en effet un sillon vertical assez apparent qui sépare une petite tumeur située à droite de la tumeur principale qui est à gauche.

Cette tumeur a une consistance générale mollasse, analogue à celle d'un utérus contenant un fœtus macéré; elle n'offre pas cette résistance que présente si souvent le kyste fœtal extra-utérin quelque temps après la mort du fœtus. Sur la ligne médiane, au-dessous et à gauche de l'ombilic, on perçoit avec une grande netteté la crépitation osseuse qui indique à ce niveau la présence de la tête du fœtus dont les os chevauchent les uns sur les autres. On ne distingue pas d'autre partie fœtale.

A droite et en bas, dans la fosse iliaque, on trouve une tumeur plus dure que le kyste fœtal, régulière, piriforme, qui remonte à quatre travers de doigt au-dessus du pubis : c'est l'utérus augmenté de volume, séparé par un sillon très net de la tumeur principale.

A deux reprises différentes pendant ses examens, M. Pinard a pu surprendre des contractions de l'utérus qui devenait absolument ligneux pendant une à deux minutes. L'auscultation est négative, on ne trouve pas de souffle maternel. La vulve est normale, sans œdème, sans coloration violacée. Au fond du vagin, on trouve le col de l'utérus long de 2 cent. environ, dirigé en arrière et en bas. Il n'est pas directement appliqué contre le pubis, et on peut interposer facilement le doigt entre lui et l'arcade pelvienne antérieure. Les mouvements qu'on imprime à l'utérus situé dans la fosse iliaque droite se transmettent au col. Le col utérin est ramolli, son orifice externe, qui est entr'ouvert, offre un petit tubercule sur sa lèvre postérieure. Le col est porté, ainsi que le corps de l'utérus, à droite du bassin. Aussi le cul-de-sac latéral droit est-il petit en comparaison du cul-de-sac gauche.

Dans le cul-de-sac latéral gauche, on perçoit, mais profondément, une tumeur dure, irrégulière qui n'est autre chose que la partie inférieure du kyste fœtal. Elle est séparée du doigt qui pratique le toucher par une assez grande épaisseur de tissu appartenant au ligament large.

La vessie forme le plancher de la tumeur, et occupe tout le cul-de-sac latéral gauche, ce que le doigt permet de constater quand ce réservoir est à demi distendu par l'urine, et ce que démontre l'exploration avec le cathéter. La vessie est donc libre, ce qui explique l'absence de troubles de la miction.

Ce kyste fœtal rejoint en avant et en arrière les parois du bassin et s'y trouve enclavé solidement. Les rapports du kyste avec la vessie ainsi que la profondeur à laquelle il est situé, contre-indiquent l'ouverture par le vagin. Celle-ci est encore contre-indiquée par un autre motif que M. Pinard fait remarquer. Le toucher démontre en effet que la partie fœtale accessible est l'épaule ; si dans ces conditions on incisait par le vagin le kyste fœtal, on arriverait sur l'épaule et il serait extrêmement difficile de faire évoluer le fœtus pour l'extraire.

La seule voie par laquelle il est possible de l'attaquer est donc la paroi abdominale. Cathétérisme utérin qui donne une profondeur de 11 centim.

Je pratique la laparotomie le 12 novembre 1890. Après avoir sectionné la paroi abdominale, j'arrive sur le kyste, adhérent en bas, libre à la partie supérieure. Avant de l'ouvrir, je le suture à toute la circonférence de la plaie, puis je l'incise et fais l'extraction par les pieds d'un fœtus pesant 3220 gr. J'incise le cordon au ras du placenta. Je lave largement le kyste au naphtol, etc. Les suites opératoires furent simples mais le placenta ne fut complètement éliminé que le 11 décembre. Le 30 janvier, lors de la sortie de la femme, on ne constatait plus trace du kyste fœtal et l'utérus était revenu sur la ligne médiane.

REMARQUES. — Cette observation est surtout intéressante par la netteté du faux travail qui fit croire à un accouchement prochain et par le développement normal du fœtus qui pesait 3220 gr.

OBS. X. — *Grossesse extra-utérine ayant évolué jusqu'au 6e mois. Rupture du sac. Fœtus à nu dans la cavité abdominale. Laparotomie trois mois après la mort du fœtus*, par MM. PINARD et SEGOND. *Guérison.*

Femme âgée de 38 ans, multipare, entrée à la Clinique Baudelocque, le 15 janvier 1891.

Cette femme a eu deux accouchements spontanés et à terme, le dernier, il y a huit ans. Les suites de couches ont été normales et la menstruation a, depuis cette époque, toujours été régulière jusqu'au mois de mars 1890.

A la fin du mois de mars, elle éprouve des douleurs dans le bas ventre, douleurs persistant pendant le mois d'avril, mais ne l'empêchant pas toutefois de vaquer à ses occupations. Le 15 mai, brusquement, à deux heures de l'après-midi, elle est prise d'une douleur violente qui lui arrache des cris et la rend incapable de tout mouvement. Elle ne perd pas cependant connaissance. Cinq ou six de ces accès se reproduisirent, dit-elle, dans le mois de mai. On crut alors à une péritonite causée par une tumeur et elle entra dans un service de chirurgie où le chef de service ne voulut pas pratiquer la laparotomie, en raison du mauvais état général de cette femme.

Rentrée chez elle, son état s'améliora et le 25 août, elle perçut nettement les mouvements de son enfant, ce qui l'étonna beaucoup, car jusque-là, ni les médecins qui l'avaient examinée, ni elle-même n'avaient pensé à une grossesse.

Quoiqu'elle fût obligée de garder le lit, son état général se modifia heureusement pendant les mois de septembre et d'octobre. Le 15 octobre, elle perçut les mouvements de son enfant pour la dernière fois, et aussitôt les phénomènes douloureux et réactionnels disparurent et cette femme put alors quitter le lit et vivre de la vie ordinaire. Il n'y eut pas de faux travail, pas de montée laiteuse, pas d'hémorrhagie.

Le 25 janvier, cette femme vint à notre consultation afin de savoir quand elle accoucherait, et si on ne devait pas lui enlever la tumeur dont on lui avait parlé, avant ou après son accouchement. Le Dr Potocki, chef de clinique, qui l'examina tout d'abord, n'hésita pas à porter le diagnostic de grossesse extra-utérine et le professeur Pinard confirma ce diagnostic le lendemain. En effet, le ventre de cette femme était développé comme il l'est généralement à 6 mois de grossesse, mais il présentait un aspect irrégulier. La palpation permettait de reconnaître une tumeur très mobile, placée en diagonale de haut en bas, et de gauche à droite. De plus, on percevait en un point de cette tumeur une crépitation osseuse manifeste. Une autre tumeur placée sur la ligne médiane et s'élevant à quelques centimètres au-dessus de la symphyse était immobile. L'auscultation était négative.

Le toucher fit rencontrer le col en avant, derrière la symphyse, et en combinant le toucher au palper, il fut facile de reconnaître que la tumeur inférieure et médiane était constituée par l'utérus. Le cathétérisme de cet organe montra qu'il était vide et mesurait 9 centim. 5.

Si le diagnostic de grossesse extra-utérine était relativement facile, un fait, cependant, préoccupait le Dr Pinard, c'était la mobilité de la tumeur supérieure, circonstance qui ne se rencontre guère dans le cas de kyste fœtal. Aussi se proposa-t-il d'explorer la cavité abdominale avant de suturer le kyste, en pratiquant la laparotomie.

Pendant qu'on aseptisait cette femme, elle eut ses règles qui commencèrent le 23 janvier, c'est-à-dire trois mois après la mort de l'enfant. Ces règles durèrent trois jours et déterminèrent pendant ce temps un état fébrile, la température monta à 38°,8.

Pour ces raisons, cette femme ne fut opérée que le 4 février avec l'assistance du Dr Segond. M. Pinard pratiqua une incision sur la ligne médiane et allant de l'ombilic à deux travers de doigt au-dessus de la symphyse car la vessie remontait assez haut. Le péritoine était extrêmement épaissi et vasculaire. Dès que ce dernier fut incisé, la tête du fœtus apparut libre au milieu des anses intestinales. La main introduite permet de constater que le fœtus est libre et à nu dans la cavité abdominale et qu'il n'y a d'adhérences qu'avec des tractus membraneux qui vont se perdre dans l'excavation. Ces tractus s'insèrent sur la tête, la jambe et le pied gauches. On procède avec lenteur à l'extraction en détruisant facilement les adhérences sans produire aucune hémorrhagie.

Le fœtus pesant 580 gr. n'était plus relié au placenta par le cordon. Ce dernier avait disparu.

La main réintroduite alla à la recherche soit du kyste fœtal soit du placenta, mais ne rencontra qu'une masse considérable remplissant toute la partie gauche de l'excavation. Cette masse placentaire pesant 450 gr. fut enlevée avec la main sans produire d'hémorrhagie.

Quelques ligatures furent appliquées sur de minces pédicules membraneux ; la cavité pelvienne fut nettoyée avec des éponges. De la gaze iodoformée fut introduite jusqu'au fond du bassin, la plaie abdominale fut suturée dans ses 2/3 supérieurs et un pansement compressif fut appliqué. L'opération dura 40 minutes. Les suites opératoires furent des plus simples. Un seul jour, le troisième, la température atteignit 38°. La gaze iodoformée fut retirée le 11 février c'est-à-dire le 6e jour après l'opération et remplacée par un petit tube à drainage et le 28 février, 24 jours après l'opération, la cicatrisation était complète et la femme se levait.

Le 14 mars, jour de son départ, on constatait qu'il n'y avait plus trace d'induration dans le petit bassin.

Remarques. — Cette observation est extrêmement intéressante puisqu'elle montre que le kyste fœtal peut se rompre sans déterminer ni hémorrhagie ni péritonite.

Elle prouve aussi la tolérance de l'intestin en rapport avec un liquide amniotique normal et un fœtus simplement macéré. L'action absorbante des cellules du péritoine est ici manifeste puisque les parois du kyste avaient presque disparu ainsi que le cordon ombilical.

Il faut encore remarquer la facilité et l'innocuité de l'extraction immédiate du placenta qui ne fut suivie d'aucune hémorrhagie.

C'est sur les instances de mon excellent ami et collègue le Dr Segond que fut décidée cette extraction immédiate qui n'était pas sans m'effrayer quelque peu. Ce n'est pas, du reste, la seule fois que j'aie eu à me louer de sa précieuse collaboration.

OBS. XI. — *Grossesse extra-utérine ayant évolué jusqu'au 7e mois. — Laparotomie. — Guérison.*

Cl..., âgée de 28 ans, primipare, mariée depuis deux ans. Pas d'antécédents héréditaires. Ne sait à quel âge elle a marché. Pas d'antécédents pathologiques.

Elle a été réglée à onze ans ; depuis cette époque, elle a été régulièrement réglée (quatre ou cinq jours) mais avec douleurs le premier jour pendant deux ou trois heures.

Ses dernières règles ont, dit-elle, eu lieu du 16 au 20 août 1891 ; mais les dernières règles sont probablement du 25 ou 26 juin car il n'y a pas eu de menstruation au mois de juillet. Au mois de juillet, en présence de ce retard, elle se croit enceinte bien qu'elle n'éprouve aucun phénomène sympathique. Pas de douleurs pelviennes ni de compression.

A l'époque où les règles ont manqué (26 juillet) la malade a assisté à l'accident de St-Mandé.

Les dernières règles (?) du 10 au 20 août se sont montrées comme d'habitude, même quantité, même coloration, même durée. Le 22 août l'écoulement de sang ayant complètement cessé, vers 6 h. du soir, Cl... a ressenti des douleurs dans la région lombaire, douleurs qui ont irradié bientôt dans l'abdomen en descendant vers le petit bassin et qui ont nécessité immédiatement le repos au lit. Ces douleurs allaient en augmentant d'intensité et elles revêtaient la forme de brûlures avec sensation de constriction. La palpation du ventre était extrêmement pénible. Vers 9 h. du soir, il se produisit une rémission notable. Le lendemain, nouvelle crise, exigeant encore le repos au lit, moins forte que celle de la veille, et ne durant que deux heures. En dehors des crises, simple courbature, pas de phénomènes pathologiques.

Le 27 août, à la suite d'efforts pour aller à la garde-robe, nouvelle crise compliquée d'une lipothymie assez prolongée (1/2 heure). Un médecin appelé ordonna une piqûre de morphine. Vomissements muqueux. Cl..., fut obligée de garder le lit pendant une quinzaine de jours, à cause de la fatigue qu'elle éprouvait, (lassitude, faiblesse générale, brisure de jambes). Elle peut ensuite, reprendre son travail et se porte bien jusqu'au 7 octobre.

De temps en temps, cependant, elle éprouvait des élancements dans la région hypogastrique, surtout à gauche, et elle avait à ce niveau une sensation de pesanteur continuelle. La défécation était très douloureuse et les besoins d'uriner très fréquents. Il n'existait pas de troubles digestifs et l'appétit était satisfaisant.

Le 7 octobre, crise douloureuse beaucoup moins violente que les précédentes, mais persistant le lendemain et le surlendemain. Piqûre de morphine. Cl... fut obligée de garder le lit, et le 12 octobre, elle eut une autre attaque très vive avec tendance à la syncope. Les jours suivants, sensation de serrement dans l'abdomen.

Au commencement de novembre, elle a ressenti une douleur plus vive, et elle a commencé à perdre du sang en petite quantité et ayant la même coloration que le sang menstruel. Pas de caillots. Le médecin parlait de fausse couche.

Vers le 10, elle expulsa sans effort et sans augmentation de l'hémorrhagie « des débris de membranes en petite quantité ». Le médecin prescrivit un bain. Il appela en consultation un confrère qui conseilla « de ne pas pratiquer l'avortement par crainte de complications péritonitiques ». Ils ont discuté la grossesse extra-utérine et paraissent avoir pensé plutôt à la rétroversion de l'utérus gravide. Repos absolu. Injections antiseptiques très chaudes.

Vers le milieu de décembre, les phénomènes douloureux ont disparu. La malade se levait de son lit, mais ne pouvait marcher que très peu et se fatiguait très facilement. Elle perdait continuellement un liquide de couleur rousse, d'abondance variable. Aucune douleur.

Cependant, son ventre avait augmenté de volume, surtout aux dépens de la portion latérale gauche. Dans le décubitus latéral gauche, il tombait tout de ce côté où il existait une tumeur arrondie, régulière, s'élevant jusqu'au niveau de l'ombilic. L'amaigrissement n'était pas très prononcé, mais la faiblesse toujours grande.

Mêmes symptômes pendant les mois de janvier et février 1892. A partir du 22 février, elle a perdu pendant 4 ou 5 jours du sang rouge sans caillots.

Pas de douleurs. Depuis cette époque, aucun phénomène douloureux, aucune perte de sang.

La malade a senti remuer pendant trois semaines dans le courant de février ; l'enfant a cessé de remuer quelques jours après la cessation de l'hémorrhagie de février ; le ventre est alors tombé rapidement ainsi que les seins. Il ne semble pas qu'il y ait eu de fluxion mammaire après la mort du fœtus. Ne souffre plus depuis janvier.

Le 20 mars, dans la nuit, commence à perdre du sang en petite quantité.

A son entrée dans le service, le 20 mars, on trouve cette femme bien conformée; elle ne présente pas d'œdème des jambes, mais simplement quelques varicosités. La pression des seins fait sourdre quelques gouttes de colostrum; légère pigmentation de l'aréole; ligne brune du ventre assez marquée; ventre irrégulièrement développé, saillant, surtout du côté gauche. Au-dessous de l'ombilic, plaques pigmentées à gauche et à droite, traces de vésicatoires appliqués le 27 août. Vergetures marquées à la partie supérieure et externe des cuisses. Les parois abdominales sont minces, se déplacent aisément dans tous les points. Matité remontant sur la ligne médiane à un travers de main au-dessus de la symphyse pubienne, dépassant à droite la ligne médiane de deux travers de doigt, et à gauche d'un travers de main ; le bord supérieur de cette tumeur remonte à deux travers de doigt au-dessous de l'ombilic. Nulle part on ne perçoit de crépitation péritonitique. Palper douloureux, surtout à gauche. La tumeur donne la sensation d'un kyste bien tendu dans lequel il est impossible de percevoir le moindre ballottement. Cette tumeur n'a aucune mobilité ; elle a l'apparence d'un utérus gravide de quatre mois en latéroversion gauche. Pas de coloration particulière des organes génitaux externes, vaginisme. Par le toucher et le palper combinés, on sent à la partie inférieure droite de la grosse tumeur que nous venons de décrire, une sorte d'annexe qui est le corps de l'utérus hypertrophié, remontant à trois travers de doigt au-dessus du pubis droit et paraissant faire corps avec la tumeur.

Le cul-de-sac latéral gauche postérieur est occupé par le pôle inférieur de la tumeur.

Plusieurs jours avant l'opération, on donne à la malade du naphtol et du cascara, un purgatif et un grand bain.

Opération, le 1er avril 1892. — Incision de la paroi abdominale sur la ligne médiane ; incision du kyste fœtal ; suture à la soie des parois du kyste à la paroi abdominale. Incision du placenta qui se trouve inséré sur la face antérieure du kyste et extraction d'un fœtus macéré de 290 gr.

Le placenta est laissé dans le kyste ; on nettoie le kyste avec des éponges trempées dans la solution phéniquée au 1/20 et on applique le pansement.

M. Pinard ne put faire qu'une petite incision du kyste en raison d'une anse intestinale qui passait en cravate au devant de celui-ci et qui présentait des adhérences qui ne purent être détruites. Il put cependant, en pratiquant des tractions très douces et lentes, extraire le fœtus après avoir mis un point de suture pour empêcher l'incision de s'agrandir et de léser l'anse intestinale.

10 avril. Pour la première fois depuis l'opération, c'est-à-dire 10 jours après, M. Pinard fait le pansement, les bords de la plaie sont d'un rouge vif, normal. M. Pinard enlève la gaze iodoformée qui se trouve dans le kyste et remarque que le cordon ombilical a contracté des adhérences avec ce dernier, adhérences qu'il détruit. Il remplace la gaze iodoformée et ne fait aucune tentative pour décoller le placenta. Température normale.

Le 17. Quantité de pus assez considérable sortant du kyste, sans odeur. Nouveau pansement, température normale.

Le 18, matin. M. Pinard veut pratiquer la délivrance artificielle. Il ne parvient à extraire que 60 gr. de placenta, mais il décolle l'autre partie qui reste adhérente encore par une petite portion et laisse les choses en état.

Lavage à l'eau naphtolée. Pansement.

Le 19. M. Pinard ne peut retirer que quelques petits fragments de placenta (40 gr.). Deux pansements par jour.

Le 21. 20 gr. de placenta.

Le 24. 60 gr. —

Le 26. 30 gr. —

Le 30. 60 gr. —

Tout le placenta est extrait. On sent nettement les parois lisses du kyste. Deux pansements par jour. Le premier jet de liquide est trouble.

Sortie le 29 mai, ayant encore un petit trajet fistuleux duquel il ne sort rien.

REMARQUES. — Cette observation est surtout intéressante parce qu'elle montre une fois de plus (voyez obs. VI) l'existence d'anses intestinales passant en fronde sur la face antérieure du kyste fœtal.

OBS. XII. — *Grossesse extra-utérine ayant évolué jusqu'au septième mois. Rupture du kyste. Fœtus à nu dans la cavité abdominale. — Laparotomie. Guérison.*

Mme X..., âgée de 32 ans, ne présente aucun antécédent héréditaire important : son père est vivant ; sa mère est morte à 68 ans, ayant eu huit enfants dont deux jumeaux.

Parmi les trois sœurs de la malade, deux n'ont pas eu de grossesse ; la troisième a eu dix enfants.

Élevée au sein par sa mère, Mme X... a marché à 18 mois et n'a fait aucune maladie grave dans l'enfance. A 23 ans elle aurait eu une « fièvre muqueuse ».

La menstruation s'est établie vers la treizième année, d'une façon régulière, sans grandes douleurs. L'écoulement sanguin dure habituellement trois jours, sans s'accompagner jamais de douleurs ni de caillots sanguins. Pas d'écoulement leucorrhéique dans l'intervalle des règles.

Mariée à 25 ans, cette jeune femme, n'ayant pas de grossesse, alla consulter M. Pinard en novembre 1886, pour savoir quelle était la cause de cette absence de grossesse. M. Pinard lui répondit que la conception était parfaitement possible sans aucun traitement spécial.

La malade devint enceinte l'année suivante ; les règles apparurent pour la dernière fois le 29 août 1887. La grossesse ne fut marquée par aucun incident, l'accouchement eut lieu à terme à la suite d'un travail qui dura 27 heures ; le fœtus se présentait par le siège complet et succomba pendant l'extraction faite avec le forceps appliqué sur le siège. L'enfant, du sexe féminin, n'a pas été pesé, mais était très gros et mesurait 56 cent. de longueur. Les suites de couches ont été bonnes; les règles ont reparu deux mois après l'accouchement; depuis cette époque la menstruation a été régulière, peu abondante et d'une durée de deux jours chaque mois.

La santé est restée bonne ; il n'y a guère à noter qu'un certain amaigrissement. La malade a maigri en effet de plus de 10 kilog. pendant les 3 ou 4 années qui ont suivi ce premier accouchement.

En 1891, la malade a ses règles comme à l'ordinaire le 12 mai ; elle ne perd pas de sang dans le mois de juin, ne ressent aucune douleur, mais éprouve des phénomènes sympathiques de la grossesse (nausées, vomissements, dégoût pour certains aliments et boissons, etc.). Le 13 juillet cette jeune femme ressent des douleurs dans le bas-ventre, douleurs extrêmement vives, qui ressemblent aux douleurs de l'accouchement; ces douleurs sont survenues brusquement et avec une intensité très marquée. La sage-femme qui soigne la malade, Mme Largeot, est appelée, pense qu'il s'agit d'un avortement imminent et administre plusieurs lavements laudanisés ; ce qui n'empêche pas qu'au bout de 48 heures du sang apparaît, sang rouge, mêlé de quelques caillots ; cet écoulement, qui s'accompagne de douleurs, est bientôt suivi (le 20 juillet) de l'expulsion « d'une caduque complète sans embryon qui reproduisait à merveille le moule de la cavité utérine ». La sage-femme n'avait jamais vu, dit-elle, « de délivrance aussi bien formée dans un avortement ». Lorsque cette expulsion fut faite, la malade perdit moins de sang et put se lever le 8 août. L'écoulement sanguin fut moins abondant que dans une fausse couche ordinaire. A cette époque la sage-femme était convaincue que l'avortement avait eu lieu et qu'il n'y avait plus de grossesse.

Mme X... quitte Paris le 15 août pour se rendre au bord de la mer ; à la suite du voyage en chemin de fer, elle souffre un peu du ventre et est obligée de prendre le lit en arrivant. Cependant pendant son séjour, elle peut faire quelques courses; mais après chaque excursion, elle éprouve quelques douleurs dans le bas-ventre. Elle rentre à Paris le 1er septembre, souffrant très peu du ventre; c'est seulement le 25 septembre que, continuant à ressentir quelques malaises sympathiques de la grossesse (en particulier un dégoût marqué pour le cidre), elle consulte à nouveau Mme Largeot ; les règles ne sont pas venues en septembre et la malade pense qu'il s'agit d'une seconde grossesse. Mme Largeot en examinant, est surprise de trouver un gros utérus, débordant notablement la symphyse pubienne, et conclut à l'existence d'une grossesse de trois mois et demi ; « et pourtant, dit-elle, j'étais sûre d'avoir eu une délivrance de deux mois le 20 juillet ». Elle émet l'idée qu'il y avait grossesse gémellaire et que l'un des deux fœtus ayant été expulsé, l'autre a continué à se développer.

La grossesse évolue normalement en apparence ; la femme perçoit les mouvements actifs le 26 octobre et les a perçus d'une manière très nette jusqu'au 24 novembre. Le 20 novembre, elle perd un peu de sang et se met au lit, éprouvant d'ailleurs quelques douleurs dans le ventre. Le 25 novembre, en raison du froid, on allume un poêle Choubersky dans sa chambre ; il s'éteint dans la nuit en répandant une assez mauvaise odeur ; on le rallume dans la journée du 26 novembre ; le soir, à 8 heures, la malade, qui était restée toute la journée dans son lit, est prise, en mangeant le potage, d'une syncope, puis de douleurs extrêmement vives dans le ventre et de vomissements intenses. Mme Largeot, appelée en toute hâte, arriva cinq minutes après le début de la crise ; la malade souffrait dans le ventre et criait à tel point qu'on l'entendait du bas de l'escalier : « Déjà, il n'y avait plus de pouls, le facies était défiguré comme dans la péritonite aiguë, les yeux tournés et vitreux, les membres froids ; elle criait et vomissait sans interruption et je puis dire que je n'ai jamais vu pareille crise. »

Le médecin de la famille, Le Dr J..., que l'on était allé chercher en même temps que la sage-femme, arriva peu de temps après ; tous deux, jugeant la situation grave, craignant une intoxication par l'oxyde de carbone, demandèrent une consultation pour le soir même. Un accoucheur de profession examina la malade, entendit les battements du cœur fœtal et « conclut à un embarras gastrique avec constipation et conseilla de donner des lavements et de la purger plusieurs jours de suite ». Une piqûre de morphine fut faite dans la soirée par le Dr J..., qui s'assura d'abord que l'urine ne contenait pas d'albumine. C'est seulement après cette piqûre et cinq heures après le début de la crise que la malade recouvra un peu de calme, que le pouls redevint perceptible et que la malade se réchauffa. Les douleurs s'étaient un peu calmées, mais étaient surtout localisées dans la partie supérieure du ventre et du côté gauche. Irradiations douloureuses de chaque côté de la poitrine, « à huit heures du matin le pouls était à 140, la température était de 41°. Le Dr J..., croyant, en raison des douleurs vives, à une crise de colique hépatique, demanda en consultation un médecin des hôpitaux qui vint vers dix heures du matin ; après examen de la malade, il conclut à l'existence d'une colique hépatique, entendit les bruits du cœur, les compta même et émit l'idée que la grossesse était plus avancée qu'on ne le supposait ; il émit un pronostic favorable au point de vue de la marche de la grossesse.

La malade continua à souffrir beaucoup pendant toute la journée du 27 ; les vomissements bilieux persistèrent pendant trois ou quatre jours. Des injections de morphine furent pratiquées tant que durèrent les phénomènes douloureux ; le pouls resta à 120 pendant plus de trois semaines et la température se maintint entre 39° et 40°. La malade n'eut de rétention d'urine que pendant quelques heures ; le cathétérisme ne fut pratiqué qu'une fois. L'intestin fonctionna toujours régulièrement. Peu à peu la température revint à la normale ; le pouls resta petit et rapide jusqu'à la fin de janvier.

En décembre la femme n'éprouvait guère d'autre malaise qu'une certaine difficulté pour se mettre sur le côté gauche.

A partir du 24 décembre, la malade commença à perdre, d'une façon intermittente, par les organes génitaux un liquide couleur chocolat ; cet écoulement dura jusqu'au 27 janvier. Peu à peu l'état de la malade s'améliora ; elle put se lever le 7 février et commença à reprendre son train de vie ordinaire. Pendant toute la durée du séjour au lit, aucun examen n'avait été pratiqué, parce que la femme souffrait du ventre et qu'elle perdait. Le 15 février, Mme Largeot croyant l'époque du terme proche, pratique le toucher et constate qu'il n'y a pas de partie fœtale engagée.

A 6 heures du matin le 20 février, la femme, se croyant en travail, envoie chercher Mme Largeot ; en arrivant, celle-ci constate que les douleurs sont précipitées, reviennent toutes les 2 ou 3 minutes, et qu'elles ont tous les caractères des douleurs de la période d'expulsion. Elle se félicite de ce que cet accouchement va durer peu de temps ; la malade poussait ; au grand étonnement de la sage-femme, en touchant elle constate que « le col est long et ne ressemble en rien à un col de grossesse à terme ». A midi les douleurs commencent à diminuer d'intensité pour cesser complètement vers six heures du soir.

Le 27 février, apparition des règles qui durent deux jours.

Convaincue qu'il y avait là un cas anormal, Mme Largeot fait appeler à nouveau le Dr J....; ils émettent tous deux l'hypothèse ou bien d'une grossesse utérine prolongée ou d'une grossesse ectopique et décident de m'appeler en consultation. Je vois la malade le 8 mars et, après avoir recueilli tous les commémoratifs et examiné la malade, je conclus à l'existence d'une grossesse extra-utérine avec fœtus mort. Par la percussion, j'avais délimité dans toute la partie gauche de l'abdomen, une tumeur assez régulière, remontant à un travers de main au-dessus de l'ombilic et au niveau de laquelle je sentais des parties irrégulières ressemblant à des parties fœtales. Cette tumeur n'était pas tendue; le palper en est d'ailleurs rendu assez difficile par l'épaisseur de la paroi abdominale; on arrive cependant à délimiter à droite de cette tumeur une autre saillie qui remonte à un travers de main au-dessus de la symphyse et qui semble être l'utérus. L'auscultation ne me permet d'entendre ni bruits du cœur fœtal, ni bruit de souffle. Au toucher le col se trouve à droite de la ligne médiane, est très peu ramolli; l'orifice externe est perméable. Combinant le palper au toucher, je constate que l'utérus est élevé, que c'est vraisemblablement lui qui se trouve accolé à droite de la tumeur principale. Pour éclairer le diagnostic, nous prenons rendez-vous pour soumettre le lendemain matin la malade à l'anesthésie chloroformique.

L'examen pratiqué pendant l'anesthésie, me permet de bien sentir entre les doigts l'utérus, qu'il est cependant impossible de détacher nettement de la tumeur voisine; je ne pratique ni le cathétérisme utérin, ni le cathétérisme vésical, proposant à Mme Largeot et au Dr J... de faire venir le plus rapidement possible le professeur Pinard, pour qu'il examine la malade et nous donne son avis.

La consultation a lieu le lendemain : M. Pinard affirme le diagnostic de grossesse ectopique, juge inutile de chloroformiser la malade et demande à la revoir au moment de ses prochaines règles.

La malade se porte bien; elle ne souffre pas; la température, prise régulièrement matin et soir, est normale. Les urines ne contiennent pas d'albumine.

Les règles apparaissent le 30 mars sans douleurs; elles durent jusqu'au 1er avril. La malade ne souffre pas du tout et continue à se promener tous les jours.

Dans le courant du mois de mars, Mme X... est allée consulter le professeur Tarnier, qui a réservé son diagnostic, demandant à examiner la malade dans son lit.

Une nouvelle consultation a lieu le 3 avril ; une consultation est rédigée dans laquelle : 1° le diagnostic de grossesse extra-utérine est affirmé ; 2° une opération, sans urgence, est nécessaire en raison des accidents probables et doit être faite dans le plus bref délai possible.

Sur la demande de la malade, cette opération est pratiquée par le Dr Pinard, assisté des Drs Potocki et Poupinel, en présence du professeur A. Herrgott (de Nancy). Le Dr Lepage donne le chloroforme.

Le 20 avril 1892, à 10 heures 1/4, la malade est apportée endormie à la salle d'opération ; le cathétérisme de la vessie montre qu'elle remonte à 3 travers de doigt au-dessus du pubis et qu'elle est fortement déviée à gauche. Le cathéter introduit dans l'utérus pénètre à une profondeur de 9 centim. 1/2.

Après les soins antiseptiques d'usage, incision à 1 centim. à gauche de la ligne médiane; le tissu cellulaire sous-cutané est abondant et épais; quelques difficultés pour découvrir le péritoine recouvert d'une épaisse couche de graisse. L'incision cutanée est agrandie en haut et en bas; elle remonte à hauteur de l'ombilic. La face antérieure du kyste fœtal est violacée, recouverte d'épiploon adhérent et enflammé.

Après avoir mis le plus possible à découvert la face antérieure du kyste, M. Pinard commence la suture du kyste à la partie profonde de la paroi; celle-ci est extrêmement mince et friable et se déchire très facilement. En présence de cette complication, M. Pinard incise le kyste et atteint en même temps le bras du fœtus qui est sous-jacent à l'incision. Il ne s'écoule pas de liquide. La paroi du kyste est intimement appliquée à la surface du fœtus; avec le doigt M. Pinard cherche à mobiliser un peu le fœtus, à détruire les adhérences qui existent entre lui et la paroi du kyste; il constate avec le doigt que le kyste est rompu ou plutôt que la paroi du kyste est usée en arrière et que le doigt est en contact direct avec les anses intestinales. Lorsque le fœtus est rendu suffisamment libre dans le kyste, M. Pinard amène l'un après l'autre les deux pieds et extrait ainsi peu à peu le fœtus entier. La paroi du kyste est anfractueuse, fait défaut par places; les intestins apparaissent en plusieurs points. En bas, on trouve une surface irrégulière, kystique, de coloration noirâtre, à laquelle adhère encore un débris de cordon de couleur terreuse et d'une longueur de 5 à 6 centim. : c'est le placenta qui est adhérent par sa partie interne avec l'utérus. M. Pinard le décolle peu à peu, sans grande difficulté, sans déterminer d'hémorrhagie. Il bourre ensuite la cavité kystique avec de la gaze iodoformée. Quatre points de suture profonds au fil d'argent sont appliqués à la partie supérieure de l'incision ; plusieurs points de suture au crin de Florence sont faits superficiels. Pansement avec la gaze iodoformée et de l'ouate aseptique.

L'opération (anesthésie non comprise), commencée à 10 heures 30, est terminée à 11 heures 35. Sauf une légère intoxication due à l'iodoforme, les suites de l'opération furent très simples. Le 5e jour la gaze iodoformée fut retirée et remplacée par un drain. Mme S... se leva le 22e jour, ne conservant qu'une petite fistule.

Cette dame, revue le 20 juillet, a une santé parfaite. Elle ne conserve qu'une fistulette qui suinte à peine, mais qui laisse sourdre un peu de sang à l'époque des règles. L'utérus a repris sa place au centre de l'excavation où il est mobile et de volume normal.

Examen des pièces (1). — Le fœtus pèse 450 gr. et mesure 30 centim. de longueur ; il est dépouillé de son épiderme sur presque toute la surface du corps, sauf au niveau de la partie antérieure du thorax et de l'abdomen. Le membre supérieur gauche est complètement appliqué, accolé à la paroi thoracique. Tous les membres sont aplatis.

La tête est très inclinée sur l'épaule droite : elle est recouverte par les membranes fœtales ; au niveau de la région sous-mentonnière droite il existe une empreinte due à la pression exercée par l'épaule. La voûte crânienne est déformée, irrégulière ; les os sont très rapprochés les uns des autres et il est impossible de les déplacer. Le fœtus appartient au sexe féminin.

La masse placentaire pèse 240 gr. et présente une épaisseur de 7 centim. et une forme elliptique ; sa circonférence est de 24 cent.

La surface est formée par des saillies irrégulières ; sa surface fœtale est mamelonnée et présente 3 ou 4 kystes dont deux sont

(1) Ces pièces ont été montrées par le Dr Lepage à la séance du *Congrès obstétrical* du 25 avril 1892.

déjà affaissés. La partie du placenta qui était en connexion avec l'utérus offre une coloration charnue qui contraste avec celle de la partie externe moins colorée. Le cordon est grêle, de coloration grisâtre, et mesure seulement une longueur de 5 centim. ; il était en voie de résorption.

Remarques. — Cette observation rappelle jusqu'à un certain point l'observation IX, puisque dans l'un et l'autre cas, le kyste fœtal fut trouvé rompu et le fœtus à peu près libre dans la cavité abdominale. Il existe cependant ici une différence consistant dans les accidents qui ont probablement coïncidé avec la rupture du kyste et qui ont rendu ici le diagnostic difficile à ce moment et pendant les jours qui ont suivi.

L'extraction du placenta eut lieu sans hémorrhagie comme dans l'observation IX, mais il faut remarquer que le fœtus, dans les deux cas, était mort depuis au moins trois mois.

Enfin, en terminant, il faut noter comme particularité intéressante l'apparition du sang au moment des règles, au niveau de la fistule minuscule qui existe encore trois mois après l'opération.

CONSIDÉRATIONS GÉNÉRALES

Sans relever ici toutes les particularités de ces observations, je suis autorisé, je pense, à présenter les conclusions suivantes :

1° Au point de vue de l'étiologie, si dans quelques cas une maladie antérieure de l'appareil génital a été observée, rien de semblable n'a été noté dans les autres.

2° Les premiers accidents et les troubles fonctionnels ont débuté dans toutes les observations dès la fin du premier mois.

3° Ces accidents ont été constitués par des phénomènes péritonitiques et des troubles fonctionnels du côté de l'intestin et de la vessie.

4° L'expulsion d'une caduque a manqué dans la plupart des cas.

5° Les règles sont toujours supprimées pendant la grossesse extra-utérine et ne reparaissent que deux ou trois mois après la mort du fœtus.

6° Les rapports de l'utérus avec le kyste fœtal sont absolument variables ; si l'utérus est le plus souvent repoussé en avant, on peut le rencontrer en arrière, sur les côtés et même il peut, comme le prouve une de mes observations, ne pas être déplacé et rester au centre de l'excavation.

7° Les fœtus meurent souvent avant leur complet développement puisqu'une seule fois le fœtus fut trouvé avec un poids normal.

8° Le kyste fœtal, le plus souvent immobilisé par des adhérences dans la cavité abdominale, peut être mobile comme dans mon observation V. Il peut même, fait sur lequel j'insiste, car je ne l'ai vu noté nulle part, présenter des contractions aussi fréquentes et aussi énergiques que l'utérus.

9° Le kyste fœtal peut être entouré par des anses intestinales passant en avant et tellement adhérentes qu'on ne puisse les décoller (obs. VI et XI).

10° Le kyste fœtal présente toujours deux loges, l'une fœtale, l'autre placentaire, pouvant se rompre séparément.

11° Quelquefois la loge fœtale peut être bilobée, présenter des étranglements et rendre l'extraction du fœtus difficile ou impossible, comme le montre la VIIe observation.

12° Le kyste fœtal dans certains cas, par ses rapports avec le bassin, la vessie et l'utérus, est plus facilement accessible par la voie vaginale que par la voie abdominale. Ce sont ces dispositions qui doivent imposer soit l'élytrotomie, soit la laparotomie.

13° Ces observations montrent les dangers que peut offrir la méthode qui consiste à vouloir toujours enlever le kyste et, au contraire, les avantages de l'*extériorisation simple du kyste.*

14° Elles mettent en évidence ce fait que, dès que la membrane granuleuse apparaît à la face interne du kyste on peut et on doit pratiquer la délivrance artificielle.

15° Les observations X et XII sont des exemples bien nets de la rupture du kyste à une époque avancée de la grossesse sans production d'hémorrhagie ni de péritonite et de la tolérance des intestins en rapport avec un fœtus à nu dans la cavité abdominale. Elles semblent prouver également qu'après le 3e mois qui suit la mort du fœtus, on peut procéder sans danger à l'extraction immédiate du placenta.

16° L'observation VI doit appeler l'attention sur les accidents graves qui peuvent se montrer quelques jours après la mort du fœtus.

17° Enfin, toutes ces observations mettent en relief, je pense, les grands bénéfices que l'on peut retirer d'une intervention judicieuse dans le cas de grossesse extra-utérine puisque, rassemblant les observations qui précèdent et celles publiées antérieurement (1) j'ai le tableau ci-dessous qui donne sur 12 femmes opérées 11 femmes guéries. La seule femme qui ait succombé a été opérée in extremis.

---

(1) Voyez *Annales de gynécologie*, avril 1889.

12 cas de grossesse extra-utérine ayant été opérés après le 6e mois, le fœtus étant mort.

N°s d'ordre	Dates	Primipares	Multipares	Age de la grossesse	Durée de la rétention du fœtus mort	Opération	Poids du fœtus	Guérison	Mort
1	21 juillet 83	....	3	9 mois	2 mois	Élytrotomie	?	1	
2	23 juin 88	....	2	Id.	1 mois	Laparotomie	2300 gr.	1	
3	9 février 89	....	2	Id.	2 m. 1/2	Id.	2300 —	1	
4	30 juillet 89	....	3	Id.	3 mois	Id.	2200 —	1	
5	22 octobre 89	1	....	8 mois	9 mois	Id.	1520 —	1	
6	3 décembre 89	1	....	6 mois	12 jours	Laparotomie in extremis	950 —	....	1
7	4 décembre 89	....	2	Id.	2 mois	Laparotomie	?	1	
8	25 janvier 90	....	3	Id.	3 mois	Élytrotomie	1180 —	1	
9	12 novembre 90	1	....	8 mois	7 semaines	Laparotomie	3220 —	1	
10	4 février 91	....	3	6 mois	3 mois	Id.	580 —	1	
11	1er avril 92	1	....	7 mois	2 mois	Id.	290 —	1	
12	20 avril 92	....	2	Id.	4 mois	Id.	450 —	1	

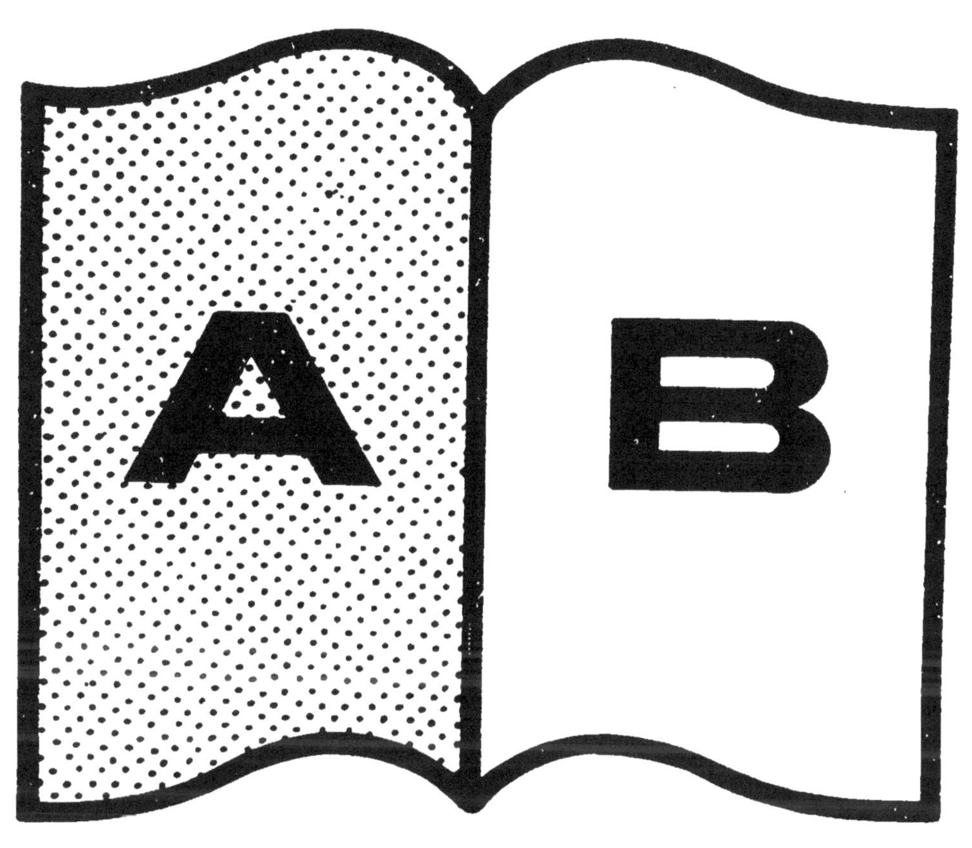

Contraste insuffisant

NF Z 43-120-14

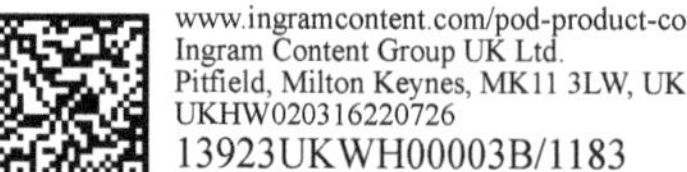

www.ingramcontent.com/pod-product-compliance
Ingram Content Group UK Ltd.
Pitfield, Milton Keynes, MK11 3LW, UK
UKHW020316220726
13923UKWH00003B/1183

9 782016 129470